U0325229

医学的未来 | 系列
The Future of Medicine

硅谷与未来医学

[德] 托马斯·舒赫兹 —————— 著
by Thomas Schulz

未来医学

——战胜疾病、延长寿命

苏承承 ————————— 译

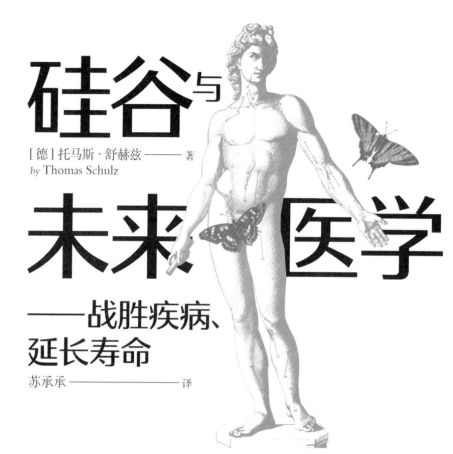

ZUKUNFTSMEDIZIN
Wie das Silicon Valley Krankheiten
besiegen und unser Leben verlängern will

湖南科学技术出版社

献给萨姆

站在起点看，人类的进步是如此巨大，站在终点看，这进步又是如此微小。

——弗朗茨·格里帕泽[1]

拥有进步的意志是向前迈出的一大步。

——塞涅卡[2]

注：

[1] 弗朗茨·格里帕泽（Franz Seraphicus Grillparzer，1791 年 1 月 15 日—1872 年 1 月 21 日），奥地利剧作家，诗人。

[2] 塞涅卡（Lucius Annaeus Seneca，约公元前 4 年—公元 65 年），古罗马政治家、斯多葛派哲学家、悲剧作家、雄辩家。

目　录

前 言

从现在开始迈入数字医学时代

　　每年一月份的旧金山市中心都会有一场罕见的奇观：整整三天三夜，街上挤满了2万名在此讨论的人，他们谈到深夜，现场氛围如同摇滚音乐节一样热火朝天。如果你留意听他们的讨论内容，得到的也是同样诸如"蛋白质成型""T细胞""抗原""PD-1抑制剂"这样的罕见词汇。几乎所有的酒吧、餐厅和艺术馆里都聚集着医生、生物学家和科学家。默尔克，基因技术，马克斯－普朗克研究所，哈佛大学，这些新的名称都被贴在入口处的指示牌上。

　　这种罕见奇观是JP摩根医疗大会带来的，它是全球最大生物技术和医学研究大会，是包含12个分会场上百场热闹活动的研究界嘉年华。

　　没有官网，不提供门票，但是所有在人类健康研究领域的先锋人物、杰出的药商，或者优秀的健康医疗系统的管理者可以同制药公司、大学、研究实验室、创业公司，政客们一起被邀请至旧金山。在大会和舞台的各个会厅针对"人类未来设计"或是"抗癌的下一步"这种未来大主题进行讨论。但最关键的主题会在舞台另一端的私人的聚会或者私密的谈话进行。比如，大会旁边的星级酒店的豪华套房里，那扇保安林立的门后，大约有30位贵宾：其中有4位经营着十亿级企业，2位获得过诺贝尔奖，2位是准诺贝尔获奖人。这些精英只是在几个小时前才通过专线互发信息和邮件，不久就自发地聚集在一起，让酒店吧台迅速上一瓶确保不是最便宜的香槟，然后谈话到深夜。

讨论气氛逐渐热烈，你一言我一语，然而话题始终只有一个：如何通过新的基因疗法来战胜和克服癌症，也就是让癌症可以彻底被治愈，而不是单纯地用基因疗法改善病症。讨论到最后，研究人员重新回到讨论的重点，他们开始在酒店的墙面上书写公式，正短暂迟疑是否会破坏墙面时，一位制药公司的老板却喊道："别停！酒店墙壁维修费我买单！"房间里充斥着焦灼，一股少见的混合着兴奋和冷静的焦灼。

这些天，不管是在大学和生物技术创业公司的实验室，抑或是在研究院和制药公司总部，几乎所有研究人类的地方的气氛都是类似的。生物学家和医生之间有了一种迄今为止从未出现过的乐观主义，这种乐观主义在无数领域的无数次进展中惨遭炮轰，这些领域包括治愈癌症、给细胞编程、培育人造器官；给大脑连接机器，控制基因，通过按下机器按键来战胜疾病，延长 20 年、30 年寿命，使人类不仅更健康，而且更聪明、更美丽、更年轻。它们让很多目前看起来完全是空想的东西成为可能，但同时饱受大众争议。

不管是专家、研究人员还是科学家，他们几乎都开始把医学看成一场革命。人类正在迈向技术化的、数据推动的、数字化的医疗世界，这个世界令疾病诊断和治疗有新的可能，并且能够为我们提供延长寿命和强身健体的药物。

"我们处在科学和医学技术交汇纪元的开端。"美国药监局的局长说。

"一场医学的改革开始了。"美国顶尖癌症研究中心癌症研究院的院长丹娜·法伯说。

"科学的进步是巨大的。"Riesen 制药公司的负责人说。

"技术进程带来了医学新时代。"微软研究主任说。

"我们能够控制进化过程"，Crispr 技术和某种基因剪

接的参与研发者珍妮佛·杜德娜说。（基因剪接：可以精确切割植物、动物和人类的基因）

眼下正在发生什么呢？突然出现的强烈乐观主义和兴奋来自何方？这些乐观派跟那些后悔认为医学研究难题道阻且长，真正破解生物学难于上青天的研究人员和科学家们是同一批人吗？

如今形势已经不同了，不单在医学领域，我们生活中的各个领域都开始发生巨大变革。

这份认知已经悄无声息地烙印在我五年多明镜周刊驻硅谷记者生涯里，同时也镌刻在了全球进步的银河里。

因为我们已经到达了一个时刻，这个时间节点上交汇着几十年的发展，新的技术已经融入了化学、物理、材料学、机器人制造技术等几乎所有可能的领域。英语中有专门的词来定义上述进程，它形容一种同时进行的汇聚和加速，这个词在硅谷是一种有魔力的词，当人们想要解释"下一个可见的惊人进步飞跃"时，这个词常常被挂在嘴边，这个词就是"Convergence"。想要让数字化渗入到生活方方面面，深入到文明化进程的每个角落，还需要 20 年的时间。现在数字化的力量已经开始真正地加速释放。针对这种我们正在经历的、在医学及其他各个领域的迅猛发展有一种解释，那就是：进步不是呈直线而是指数增长，随着时间的推移它呈爆炸式增长。

拿国际象棋发明的历史来比喻。据传，象棋的发明者在跟印度皇帝进行交易时说："我只想要一些大米，数目用以下方法来算：象棋的第一格我们放一粒，第二格放两粒，第三格四粒，第四格八粒，以此类推，一直到最后的第 64 格为止。"

象棋第一格中极少的米粒，就如同过去的 1000 年人类发展史：虽然它是指数增长，但是人们感觉像是直线形增长，因为整体的翻倍色效果相对较小。在象棋格子过半后的，情况变得相当有趣了，在这里数字开始爆炸式增长：在第 32 个象棋格子之后的第 33 个格子中就已经有十亿粒米了。很多科学家认为，这几十年我们已经走到了象棋格子的四分之三，进步带来的指数型飞跃令人瞠目结舌，以至于人类的思维越来越难跟上技术的脚步。

人们已经可以感知到迅猛的进步带来的结果，并且它有望在接下来的十年里更明晰甚至延伸到日常生活的各个角落，在医学和生物领域里更是明显。

过去的一个世纪我们了解了构成世界的两大基石：原子和比特，原子是现实世界中物理的人，比特是虚拟网络世界的信息。这两项发明都向我们展示了控制最小单位所能带来的巨大成果。现在我们正在迈向控制第三大基石的路上，这第三大基石就是基因。如果我们可以成功控制生物信息，那么世界将会发生翻天覆地的变化，人类自身可以控制下一场进化。

硅谷在本书中的角色十分重要。旧金山早已成为世界进步的振兴中心，它能成为佼佼者的原因，除了它是技术工业的主心骨，坐拥上千家集团和创业公司之外，还在于此地聚集着无数逐梦人，绝不吝见的天马行空和蓬勃野心。世界上没有哪个地方能像旧金山一样涌入大量的资金，每年吸纳上十亿的风投，它是伟大创意和左右世界的最佳基地。在硅谷，下一个改变世界的创意就是生物破解，人类将会被当作一个个的计算任务。生物破解的逻辑是：这场迎面而来的生物革命是一场数字革命。

对大量数据计算的难度会日益降低，因为人工智能这种新式武器能令计算力呈爆炸式提高。Tech-Riesen 公司是这方面的顶尖专家。

同时，医学在全球有上百万个分支，有着巨大的商业潜力。在许多国家，医疗卫生服务占国民生产总值的很大一部分，美国大约有 20% 的资金被国家投入到医疗卫生系统，所以他们会在旧金山和西雅图的总部就"如何战胜癌症"进行基础理论研究，会着手研发能 24 小时分析血压、胰岛素和心跳的医疗器械，会想方设法用机器来计算病人信息、临床研究、科研成果这些医疗数据。如今已经实现的有：包含全部基因信息的数据库、海量的 DNA 的分析数据、人类遗传理论。新型的复合科学体系正在研究，如何让合成生物学或者生物计算科学对这些遗传理论进行持续性的拓展，计算分析并研发最新的疗法和药物。

现在已经能对肿瘤进行细节分析，可以成功地让患者借助由用自身基因创造的免疫细胞对抗肿瘤。基因疗法并不是什么新点子，一些聪明人在几十年前就已经想到了，但是很长一段时间，人们都觉得这在技术层面很难实现。让被否定的想法再次成为可能，医学革命就成功了一半。接下来的一半，是一种全新的理念：研究人员研制一种分子，它能进入人体细胞并指导人体自己产生药物。

这听起来很像科幻小说，很像几年前被每个医生、生物学家所鄙视的无稽之谈。"过去一段时间发生的进步简直是一场超现实主义，"生物技术创业公司 Moderna 的董事长史蒂芬妮·班克尔说，"相比于 2006 年，我们现在简直生活在另一个时代。"

现在距离更加大胆的试探并不遥远：突破生物学的边界，将人的寿命延长 50 年而不是短短的 10 年。在死亡之前还有不能解决的技术难题吗？硅谷的科研人员们的回答是肯定的。谷歌建立了一个子公司用来研究如何让寿命延长，在那里工作的可不是泛泛之辈，而是世界上顶尖的遗传学家们。

梦想家和实干家一致同意的是，生物技术学家和现代医学家是一个整体：通往更健康长寿的生命的道路，需要以为病人量身打造的，建立在对基因的分析以及其他个体的数据上的疗法，也就是所谓的个性化医学为基石。这就意味着需要与世界上存在的大众通用药背道而驰。至少在体系的改变上也是同样的道理，个性化的数字医学不仅应该是主动的，而且还得是能动的：可以让像癌症和心脏病类的疾病尽可能在早期被诊断，以此达到降低克服该类疾病难度的目的。

病人眼中的未来的医疗卫生世界会是怎么样的呢？就像过去的我们想象不到如今我们已经不能没有手机生活一样，现在的我们也不能想象，未来我们的医生已经免不了必须使用大数据来为我们诊断了。

这些数据囊括了 DNA 分析数据、微生物群落结构、人类蛋白质组基础。一种新的医学感应器可以用来协助诊断，植入或者穿戴于人体或者直接集成到智能手机的芯片里。它可以测量移动状态下的心脏和血压情况，并且能够在各项数据异常的时候发出警报。

说了这么多，很明显，数据是打开未来医学之门的钥匙，它可以从机器、染色体组、感应器和无数的可能产生的生理迹象中读取。美国的药店已经有了基因测试和微生物群落分析服务，机器会收集数据，由专门的公司评测分析。除了在药店进行检测，最贴心的服务是人们也可以在家进行，然后将样本寄出给公司分析。商家可以用我们的健康数据来盈利，这是我们必须付出的代价吗？我们是否要在个人数据隐私和健康之间有所取舍呢？

在数据化的医学世界里，医生已经不再单纯是治疗者和开药大夫，而是健康教练和数据管理员。或者至少一部分的任务到最后都会被机器所取代。专家们认为，计算机科学目前正处于自计算机发明以来最大的转变之中，这些都是人工智能带来的。在智能机器的协助下，医生可以在越来越多的行业发挥作用，医生的工作量也可以马上减轻。

机器医疗能实现的伟大创举有：①提供新型药物，因为软件可以根据新的药效组合方式来寻找药物；②制订全新的治疗计划，因为算法可以针对每位病人的病史进行分析并跟成百上千位其他病人进行比较；③减轻医生工作负担，软件可以分析历史数据识别遗传病，还能对肿瘤的 CT 扫描进行分析。

尽管人们有着诸如信息滥用和机器过度干预的担忧，乐观的态度还是占上风，原因在于，计算机的使用为大众节省了很多时间和成本。逐渐上涨的医疗费是传统医疗社会面临的最紧迫最根本的问题。如果技术可以在部分和整体上减少费用，那么应该没有谁会反对技术。

　　明显的是：充满未知的新世界飞奔而来，甚至令人有点猝不及防。既然有抓住机遇的成功者，就免不了有被淘汰的守旧派。因此本书对于有关对进步的看法精髓是值得去仔细研读和讨论的。

　　进步不可抵挡，并且好处良多。历史可以证明，人类的生活条件随着时间的推移发展得越来越好。但是日益增长的进步速度也带来了越来越大的压力，人们需要尽早有一套未来方案。干细胞疗法已经讨论了 20 年，因为这项科技的发展只能缓慢进行。但是如果在一年之内发生可能后续需要我们花费十年的精力的事情，那么我们就不能干坐着了，而是必须尽可能早地去讨论新的发展会引起哪些社会和道德伦理问题。

　　因为抛给我们的社会、经济、政治、道德问题已经迫在眉睫：每个人是否都能延年益寿增强体魄呢？健康是否可以成为身份的象征？是否所有的医学理论上可以实现的手段能在实际生活中运用呢？涉及干预生殖细胞和未出生的胚胎这种涉及伦理的理论可以运用吗？哪些手术和治疗可以进行，哪些不可以，这些都能让谁来参与讨论呢？谁为未来医学之路添砖加瓦呢？

　　当然，目前正在进行的许多事情被作为一种狂热的科学乐观主义而被摒弃，被认作是未来学者的意识形态的一种兴奋和喋喋不休的不切实际的幻想，被认为是硅谷为了牟利而进行的一场炒作。殊不知，在互联网革命开始的时候，也是这样饱含争议。许多人先是嘲笑谷歌改变世界的野心，紧接着又嘲笑 Facebook。他们认为第一台 iPhone 不过是成年人的玩具，苹果公司是不可能有伟大的未来的。

　　不是所有的实验室里研究人员的设想都能在现实生活中为我们提供好处，这些构想有的会让整个人类误入歧途，有的会对世界造成危害。即使一些想法还处于萌芽阶段，即使人们认为要彻底改变世界至少要花 15 年而不是 5 年，我们还是要关注未来世界的话题。

　　我们应该怎样应对这刚到来不久的遗传新时代呢？新医学或者新人类处于这个时代的风口。这可不是夸夸其谈，而是马上就会实现的未来。Crispr，这种新型的基因剪接，可以在编辑程序中通过搜获和置换的方式将基因精准便利地切割，或者改变基因，以达到控制动物、植物和人类性状的目的。这项技术几乎都没有花 5 年的时间。中国和美国就已经领先在胚胎上进行试验了。生殖细胞手术，对大自然进行遗传上的定向改造，这对科学家们来说，已经不是什么很大的挑战。

实现人类永葆青春的梦想还有多久？没有癌症的世界什么时候能到来？什么时候可以设计婴儿？什么时候可以优生？人们可以在不需要分子遗传学家和哲学知识的情况下就能理解：只有当我们能够洞悉自己的命运是如何在基因中存在的，我们才可以学会通过技术来书写新的命运。这样，人类的整条道路就彻底地改变了。

"当我们看到我们在这方面面临的巨大挑战时，我们感到惊讶的是，社会上对此类问题的讨论并不热烈。"纽伦堡大学神学家、伦理学家德国伦理委员会主席皮特·达布洛克说。

这本书的目标是：改变现状，让人们知道未来新世界是可以存在的，积少成多地引发更广泛的讨论。相应地，《硅谷与未来医学——战胜疾病、延长寿命》并不是一本健康指南，也不是一本介绍制药产业及其方方面面的书。它不会讨论单个的贸易模式，也不会对某种理念、项目或者技术是否在技术层面对某种新药起到贯彻作用。本书更多地介绍当下一些新动向以及它们产生的原因，它会带领读者探索研究实验室和工作间的秘密，让读者去了解诺贝尔奖得主和世界顶级公司的董事长，去挖掘潜力巨大的创业公司背后的故事。本书基于我对硅谷的公司总部和实验室的几乎一年时间的详细了解，基于我与数据化革命预言家的多次会面和谈话，这些人不乏谷歌创始人拉里·珮奇，Facebook 执行官扎克伯格和微软总裁萨提亚·纳德拉，另外还有超过 150 篇对研究人员、公司执行官、投资人、生物技术专家、医生、伦理学家的采访。

开篇的"数字化生物学"，向读者介绍了新兴世界的领头羊：一个带有自己意识形态和巨大商业潜力的小世界——硅谷，它是发展和技术最完美的摇篮，是足以媲美因特网的能再次彻底改变人类世界的伟大创造。为何人工智能可以创造一次这样的飞跃？人工智能对人类的健康意味着什么？这些都会在第二章"机器医学"中一一解答。第三章"技术巨头的袭击"，讲述了谷歌、苹果、微软、Facebook 和硅谷的著名投资人面临的挑战刻不容缓，以及介绍他们具体的工作情况。数字化工具让人类生物学变得可预测，基因治疗的大门从此被开启。掌控基因，意味着不仅仅是能分析基因，而且还能操控基因，这些都是第四章"遗传学时代"所讲述的数据医学核心要点。如果新的未来想要实现它的承诺，它首先就要证明它正在与癌症作斗争。第五章"对抗癌症"讲述了过去几年的巨大飞跃，给出抗癌的希冀。第六章"合成生物学"再次把眼光放长远，着眼于一些已经在科学领域研究探索但是还需要几年时间才可以在未来实现的新的根本理念：人造器官的培育，以及通过移植来治疗身体疾病甚至改善身体健康。我们会在未来医学的帮助下更长寿吗？在"活到 200 岁"这章中，科学家给出了肯定的回答，人的寿命可以显著延长，可能大约可以提高到 120 岁。有一些在硅谷的科学家则认为可以延长至 200 岁，某一时刻甚至可以提高到500 岁。未来医学肯定会更加精准和个性化，并且具有能动性。第八章"数字化病人"详细地介绍了九种工具是如何拼凑出病人的，这毫无疑问是一场大的变革，可能会带来否定的声音：当下该做的是什么？政治家和我们所有人分别应该承担怎样的责任，会在最末章"2030 年的医学"进行讨论。此外还会提出问题：所有的人都可以负担得起未来的医疗成本吗？

　　这项研究过程中引人注目的是，所有这些新兴的时代变革和认为变革十分有意义的先驱是极其有智慧的。也正是因为这一点，他们才能从大部分不清楚医疗行业变革的社会大众中脱颖而出。准确地说，伟大的希望是在科学和研究上取得进展，但如果大多数人都越来越不了解，甚至无法理解会发生什么，越来越多的人只能与先进技术擦肩而过。如果先进科技的受益人最后只是高知精英，极少数的有钱人或者小部分的美国公司的话，那么是会越来越危险的。

新的数字化医疗世界是一场美梦还是一场噩梦，这都取决于我们本身以及我们对迎面而来的医疗改革的认知。

第一章

数字化生物学

细胞是如何变成软件的，为什么硅谷可以对抗阿尔茨海默病

如今在这个势不可挡的大繁荣时代，硅谷这个充满巨大希望、大量的金钱看起来像从天空中飘下来的地方，初创公司（start-up）可能会成为一个误导性的概念。谁如果还把初创公司想作是堆满披萨盒的车库，想作是宜家书桌的话，那么他马上就会失望了。相反，一个建立不到两年的公司是这样的：配备洁白走廊的玻璃大厅，左右两边锃亮的实验室里坐着 100 多位研究员，他们其中有不少是行业的佼佼者。实验室玻璃门后一台价值两百万美元的 3M 核磁共振波谱仪发出运作的声响。

这些硅谷沿岸的创业公司不是在开发应用程序，而是在和阿尔茨海默病作斗争，它是当今人类增长速度最快的疾病之一。人类的寿命随着迭代大大延长，但是随着人们的年纪越来越大，大脑越容易出现严重磨损：比如，记忆力会慢慢衰退到忘记自己是谁。阿尔茨海默病是一种神经性疾病，是老龄化社会的无情杀手，因为目前针对这一疾病没有有效的治疗手段，所以阿尔茨海默病的人数在几年间迅速攀升。几个世纪以来的实验并未带来突破，数十亿的科研经费付之东流。

那些迄今为止砸了无数资金的投资者们，被一种想要改变上述状况的希望吸引过来，但肯定的是，把他们吸引来的肯定远远不止希望，对抗阿尔茨海默病、帕金森综合征以及其他神经性疾病的有效药物近在咫尺。"机会终于来了！"Denali Therapeutics 创始人及首席运营官亚历山大·舒特这样说道，有很多人对他的言论深信不疑。2015 年 1 月舒特和他的两位联合创始人在短短几天内就筹备了将近 2 亿 2 000 万美元，而这么多钱只是作为公司的首笔启动资金而已。在一年多的时间里，Denali Therapeutics 公司成为一匹独角兽。人们这样形容这家出类拔萃的年轻公司：它成长迅速，虽然成立时间不长，员工数量不多，但是估值已经超过了几十亿美元。Facebook 用了 396 天跻身十亿美元市值企业，而 Denali 只用了 390 天。

舒特和他的联合创始人们本来是想首先搞一个"试验气球^①"，目的是想看看他们的理念是否能够激起研究的兴趣，但仅仅只是做了这些事情，源源不断的资金汇聚于此，这些资金分别来自谷歌、阿拉斯加州投资基金和比尔·盖茨。比尔·盖茨，这位微软的创始人，他积极投身于众多医学研究领域，但是在阿尔茨海默病这个领域，研究最终还是发展到了瓶颈。比尔·盖茨说："阿尔茨海默病，一个日益增长的巨大难题，它是人类的一个悲剧。"不仅他的基金会为阿尔茨海默病研究投入了大量资金，比尔·盖茨本人也自费为 Dementia Discovery Fund 出资 5000 万美元，这是一家风险投资基金会，旨在为州性质和私人性质的创新科研项目筹措资金。有了广泛的关注和充足的资金支持，一项创新性疗法就能被研发，对此，比尔·盖茨貌似很乐观。这位微软创始人特地飞来跟舒特及其联合创始人见面，他让他们用两小时的时间解释，为什么他们的技术非常有希望并且可以收回投

---

① 试验气球：发送给媒体的信息，以观察观众的反应。它可以被发布新闻稿的公司用来判断客户的反应，也可以被故意泄露有关政策变化信息的政客使用。

资成本。在舒特阐述他们理念之前，安保人员先是仔细看了看周边的环境，为了让不相关的人回避这个商业机密，工作人员提出了让人买个奶酪汉堡到会议室的要求。所以除了创始人之外，没有谁知道这次面谈的具体内容是什么，也没有人知道这次谈话是何时结束的，以至于舒特的同事在突然瞧见比尔·盖茨就在自己旁边方便的时候差点没在男厕所摔个跟头。

除了与比尔·盖茨的会面之外，舒特与其他专家、投资人的会面也进行得非常顺利。这意味着 Danali 公司将不会为资金发愁。在硅谷有大把的投资人，他们时刻准备为科学家的先锋探索事业以及实验资金风险投入资金。所以，舒特索性放弃了柏林查利特医院医生的职位，于 1990 年底来到美国学习和研究，紧接着在 Gentech 公司①就职。

就职后，舒特慢慢晋升为神经疾病领域的商业战略发展总监，并且结识了企业首席科学家马克·泰塞尔·拉维吉，这位科学家是著名神经医学家及大脑发展与修复的世界级领先专家。加利福尼亚大学的教授舒特在斯坦福大学对神经系

---

① Getech 公司：生物技术巨头公司，发明新一代抗癌药物的十亿量级企业。

统生物学有了重大发现，还明白了神经电路网的发展原理。作为基因技术研究的领导者，他督促着上千名科学家进行了相关研究，尽管研究花费了数十亿的预算，他们还是没有找到打击神经性疾病阿尔茨海默病和帕金森病的致命武器，但他并未放弃，一直在寻找和探索。

或许，用一种更加精简快速的机制来推动这项研究会更好呢？例如，在一家生物技术创业公司进行该研究，或许少量的聪明大脑能够更加专注于一场革命性理念的研发？这些想法一直推动着马克·泰塞尔·拉维吉和舒特。2015 年初，马克·泰塞尔·拉维吉成为全美顶尖科研大学之一的纽约洛克菲勒大学的校长，他们终于有了足够的科学研究成果和汇聚核心人才的信息网络作为成立 Denali 公司的基础。然而，洛克菲勒大学校长的职务只是过渡，马克·泰塞尔·拉维吉最渴望的学术岗位是斯坦福大学的校长。2016 年，马克·泰塞尔·拉维吉成为数字化世界中最顶尖最有影响力的斯坦福大学的校长。

斯坦福大学是硅谷高尖产业的纽带和摇篮，是一张汇聚了科学家、企业创始人、投资人和集团董事的巨大网络。这座日益宏伟宽敞的校园坐落在太平洋海岸线边葱郁的小山丘山脚下，大片的棕榈树环绕着这座面积为 33.1 km² 西班牙殖民时期式建筑。在大学优雅的内院里，修葺整洁的草坪围绕着罗丹的众多雕塑，整个大学校园里一直散发着花朵的芬芳，即使在花期过后的一月也是如此。斯坦福大学的研究员在很多科学领域都处于领先水平，例如：计算机科学，数学，物理学，生物学，还有医学。研究员们利用了学术上的领先优势造就了斯坦福在加利福尼亚北部的生物学顶尖地位，例如：每年斯坦福的学生都会建立很多创业公司，大学会有针对性对衍生公司（spin-offs）提供资金上的支持。这种学术和企业实操上的无缝对接可不是什么新鲜的事儿，在历经了一百多年的完善后，斯坦福大学已经将这个扶持计划做到了近乎完美。19 世纪 30 年代，工程专业的系主任就已经开始敦促大学教授及学生建立能够衔接上企业实操的学术计划。就这样，惠普公司和由两位来自斯坦福的博士校友拉里·佩奇和谢尔盖·布林建立的谷歌公司就此形成了。

医学专家及生物技术专家马克·泰塞尔·拉维吉可不是随随便便就当上斯坦福校长的，因为硅谷和斯坦福大学都在为迎接下一次的创新浪潮做准备。马克·泰塞尔·拉维吉说"多亏了人类基因组排序等强大技术，我们现在处于医学研究的黄金年代。"他留着一头侧分银灰色短发，有着高高的颧骨，身材高瘦，这些特征令他显得严肃又专注，面对提问他更是对答如流。他这样看待未来的："如果我们进行了必要的投资，我们就能明白肿瘤是如何扩散的，从而就能明白神经细胞的工作机制以及揭开免疫系统的秘密。这一切的一切都是战胜癌症、阿尔茨海默病和发明艾滋病疫苗所需要的基础理论。"马克·泰塞尔·拉维吉认为："把技术作为驱动力是一项社会任务，尤其是在现在这个充满大量科学研究和经济机遇的时代。"他说："为了保证生物医学的黄金时代主导地位，我们需要提前预备必要的手段以及建立结构化的总方针。"

对全人类在医学、技术、数字化上的进步，我们应该心存希冀：技术是强大的工具，技术造就了发达的工业，而发达的工业推动了社会的进步。明白这一点并且给出正确总方针的人就能比其他人更成功。硅谷，这个美国强势经济文化的中心，在这一点上，没有人比这儿的人才做得更好更明晰。

显然，谁与斯坦福大学联系得紧密，谁就能在数字领域与各大公司的角逐中拔得头筹。一家斯坦福校长参与的创业公司引起了大家的注意，这不是什么奇怪的事情。但是，用 21.7 亿美元仅仅作为 Denali 公司的启动资金，这件事就有点疯狂了，即使接受资金的人是一些著名的研究员，至少在

2015 年，投给科学界的老前辈这么大一笔钱，也会引起震惊和怀疑。

短短两年后的 2017 年，给创业公司投这么多钱就不是稀奇的事情了，因为在这两年，每过两个月就会有几十亿美元投给创业公司。例如研发抗癌疗法的 AnaptysBio 公司，进行新型癌症测试研究的 Grail 公司。数百家生物技术公司大多位于硅谷和德国。不是所有的公司能在第一天筹备 20 亿美元，但是至少也能筹备到 4000 万～ 8000 万美元。只要几天的时间他们就可以正式开始研究工作，在这几天的日子里，一切都是崭新的，因为一切皆有可能：在舒特及他的联合创始人介绍他们的创业理念后的第 4 周，第一批科研人员就抵达了刚装修好的实验室，目前实验室里大约有 200 名研究员，他们所有人都是拥有博士学位的医学家、生物学家、电脑工程师和化学家。

"科学爆发了。"舒特说道。科学带来了一条全新且无形的新道路，不过这条路也不是全部隐形，有一部分可以转化为可见的文字和图像。"可以通过解剖实现对阿尔茨海默病的诊断"，这是 1990 年舒特在医学院教材上看到的理论，但是现在，人们已经可以借助电脑技术直观地、生动地看到模拟人体了。

100多年前，巴伐利亚医生阿洛伊斯首次提出的"这种发生在大脑皮质的罕见病变"是导致老年痴呆病状的罪魁祸首，这种疾病十分无情，它让一个老人慢慢忘记自己。目前为止，针对这项疾病的研究并没有取得医学上的突破，神经性疾病仍然是一个让科学家存疑的研究领域。一项研究中显示，2002年至2012年间所有治疗试验中有99.6％的试验未通过。在过去的20年里，100多种治疗实验失败了，多么令人崩溃的数字啊！

全世界有超过10亿的人即将罹患阿尔茨海默病，但现在却还没有一种有效的治疗手段与之对抗。不过可以肯定的是：第一个把能够治愈或者终止该病的药物引入市场的人将会赚到数十亿美元。尽管利润如此诱人，大型的医药集团目前还是放弃了对阿尔茨海默病的研究。人类大脑结构太复杂、太特殊、太难探索，只有人类会患老年痴呆，其他动物却不会，因此科学家们缺少大量的实验模型和实验样本。

现在这种窘境是否有所改善呢？舒特说："最近一次实验的失败可以用来完善20世纪90年代的知识。"同时他还认为："如同现在能够运用的知识是建立在 19 世纪 50 年代的理论之上一样，50 年代的那些理论也是在前人无数次失败中完善的。"多亏了一项发展极其快速的人类基因组测序技术，掌握这项技术意味着我们可以对整个遗传过程进行分析，这种分析在 10 年前要花费几百万美元，而现在几百美元就够了。人们可以用更快的速度以更低廉的价格来研究上万名病人的基因。也正是有了这种技术的支持，现在科学家已经发现了 30 多种导致阿尔茨海默病的基因，35 个跟帕金森综合征有关的基因以及 34 个跟肌萎缩侧索硬化（ALS）有关的基因。在没有这项技术支持的 1990 年，科学家们发现的跟当时的疾病有关联的突变基因数量只有 0～3 个。

基因技术虽然不能让人自动找到治疗方法，但是它可以让人了解疾病生物学。只有当人们知道疾病的产生过程和运作原理才可以对症下药。在过去的一百年里，癌症研究同样也走了跟阿尔茨海默病一样的道路。癌症基因的发现为科学界带来了新曙光。Denali 现在专门研究肿瘤基因，他们想要发明一种针对肿瘤基因的靶向药物，因为肿瘤基因是神经性肿瘤疾病的根源，在肿瘤基因这点上取得突破就能为抗癌事业带来曙光。正是如此，Denali 公司雇佣众多拥有基因技术工作经验的研究员绝非偶然，这些生物工业的大咖们和抗癌药研发公司的精英们可以为基因药物研究事业贡献相当大的力量。

除了上面提到的在肿瘤基因靶向药上的创新，被 Denali 的研究员寄予厚望的第二次创新是一种预先成像技术。借助这种技术，大到整个人体，小到单个细胞都可以生动地在显示屏上模拟成像。因为研究一种不直观的甚至是看不见的东西是非常困难的，这一点上的技术突破一定能给研究带来质的飞跃。"即使在大学研究项目中我也无法想象能有这项先进技术。"5 年前毕业的斯泰西·亨利说道。这位 Denali 公司帕金森综合征细胞研究主任坐在 Denali 实验室里，触摸着她面前的这台名为"Big Bird"的超级显微镜，它的个头不足一个啤酒箱大小，但是经它分析的 1000 个细胞的细胞结构和分子细节可以同步到一台大的显示屏上。这些图片，宛如哈勃望远镜中遥远银河系一样迷人，罕见的细胞结构散发着紫色或绿色的光芒。这一切对她来说是一场"梦境"。在几年前想要得到这样的成像需要一周时间，目前这台机器只需要 10 分钟即可。

然而这一切只是开始，对阿尔茨海默病的研究一直是一条全新的道路。创业公司 Alzeca 已经为他们的纳米粒子成像技术筹集了几百万美元，纳米粒子可以定位纳米淀粉样蛋白（Amyloid-protein），淀粉样蛋白是阿尔茨海默病的主要标志物，可以通过磁共振仪观测到。在中国有一家大脑扫描公司，通过制图量产化实现快速低廉制作大脑3D显示图的需求。借助基因重组这种目前很成熟的技术，人们只需要几个小时就可以对DNA进行分析。大脑成像技术可以帮助神经学家理解神经细胞间的交流过程。但是目前为止，做一个大脑运行进程的3D模拟图是一项非常费时的工作：首先，科学家要用手术刀把毫米大小的老鼠大脑切割成15 000个极薄的切片，每个步骤需要用化学元素做上标记；其次，利用显微镜成像制作二维图像；最后，把二维图像转化为3D图像。但是在中国，上面说到的烦琐过程都是由机器来操作的，拥有这类公司的国家应该不止中国。

西雅图艾伦脑科学研究所的女生物学家曾红葵说："数据生产工业化将会改变神经学。"我们应该利用海量的数据制作"细胞大地图"，如果大脑的结构能图像化，人们就可以对大脑功能有更好的了解，这就是在研究上取得突破的希望。"通过对比不同类型大脑间的神经细胞类型，科学家可以更准确地识别细胞结构性病变导致的结果。"莱布尼茨神经生物学机构的研究员于尔根·戈德施密特如是说。

人体的生物细节可视化对研发药物也很重要。2017年诺贝尔化学奖颁给了3位科学家，他们发明了"冷冻电子显微术"，该技术可用来确定溶液中生物分子的高清结构，并且制作分子的3D图像，它推动了人类动物生物学，在新药研发领域发挥了重要的作用。通过这些图像，我们可以近距离观察病毒和生产抗生素的蛋白质表面。诺贝尔颁奖委员会成员强调："冷冻电子显微术对于生命化学的理解和药品的研发具有开创性的推动作用。"

将大脑可视化，无比快速的基因分析，海量数据的归类，所有这些新技术都建立在计算机技术进步的基础上。数字化革命带来了全新的图像技术，为快速且成本低廉的基因重组技术铺平了道路，让海量数据的价值越来越大。

然而，虽然机器和经验有可能给人提供很多帮助，但光靠机器和经验是不能研发出治疗方法的，机器和经验可以让研究员的工作更方便，但是重要的还是科研人员本身。像托马斯·桑德曼这样的研究员在Denali公司有很多，托马斯·桑德曼是一位"电脑生物学家"，他之前在谷歌进行医药研究。一家互联网企业在研究医药，这听起来很像是在骗人，但是谷歌公司的确在研究医药，甚至是全力以赴地在研究，像谷歌一样也在做着这件事的还有微软、Facebook 和 IBM。医学家和电脑工程师之间的关系密不可分，在这些公司最抢手的人才有两类：医学家和电脑工程师，但是如果有人既会电脑又会医学，那么他一定是公司招聘会上的香饽饽。

托马斯·桑德曼目前在钻研以色列科学家做的脑细胞实验，他在已经被公开的实验流程中加入了自己的算法，想要借此找到一种深层模式。找寻过程十分艰难，因为实验产生了太多的数据，到底哪个数据是人们真正需要的呢？数据专家托马斯·桑德曼说："我们应该寻找一组出现概率大于偶然性的关联数据。"的确，寻找关联数据获得了一些科研上的成果。例如："认知储备"是一种影响阿尔茨海默病的因素，当脑细胞开始死亡的时候，有更多脑细胞的人就能抵挡住记忆力衰退的后果，换句话说：一个人越学习，老年痴呆这种疾病就会离他越远。

人体免疫系统也在无意之中加重了病情。因为当中枢神经系统中某些细胞出现问题时，它们会令那些清除感染病毒的免疫细胞出现故障，从而引发组织炎症。科学家们现在正在寻找一种可以干预免疫过程的药物，从而避免免疫过程对大脑无意的损坏。"炎症是造成衰老的重要因素之一"，同样它也是导致阿尔茨海默病的一个不可忽视的因素，德克萨斯大学神经学教授及《阿尔茨海默病记录》主编乔治·派瑞说道。

上述免疫细胞错误作用会加重炎症的理论为下面的理论提供了支持：增加运动量可以加速细胞废弃组织的代谢，这种自动代谢过程也就是我们说的"噬菌作用"。Denali 花费了大量的时间进行代谢过程研究，他们发现，一旦代谢过程出现故障，大脑的正常进程就会受到影响。科学家发现的最近一次基因突变就是由代谢紊乱引起的。基因突变产生的 LRRK2 蛋白酶会减少"细胞间交流"，引发帕金森综合征的概率很大。如果可以切断 LRRK2 蛋白酶的产生，就有希望避免帕金森综合征的出现。

运动也可以预防神经退化性疾病，人们应该尽早开始预防。舒特说："在中年的时候就应该开始锻炼。"他个人的预防措施是，快 50 岁的他一直保持沿旧金山海岸线逆风骑行 25 km 去办公室的习惯。

舒特说："大脑的重量为 1.4 kg，但是它却需要人体血液 20% 的营养，真是疯狂！大脑内部的毛细血管总长度加起来有 600 km，这些毛细血管为神经细胞提供营养，从而让大脑专注。"舒特说的这些话会让人觉得这位法兰克福出生的人深受加利福尼亚乐观派的影响。但是硅谷总是吸引进步速度飞快且永远不满足于现状的人。

所以舒特选择在加利福尼亚而不是在德国建立公司，是想要逃避德国人对他的怀疑吗？不，他不是在逃避，舒特说，"硅谷元素"非常重要，因为这里有很独特的观念，即："进步总是好的。明天一定会比今天更好。"这里的人很果断，尽管风险很大，但是敢想敢做。或许正是这种两国的文化差异让两个国家的科研环境截然不同：在德国的生物基因技术创始人需要很努力地去筹备 200 万欧元，但是在加利福尼亚，生物基因技术研究不会缺少投资，因为投资人会很乐意资助该领域的研究。

加利福尼亚是硅谷技术革命的中心，并且正在生物技术领域的革命的道路上行进。不是因为这里的研究人员比别的人更聪明，也不是因为这里的创意比别的地方更好，而是因为这里有有史以来最好的投资环境。资本像一个巨大的磁铁一样吸引最聪明的大脑和最大胆的创意。所以良性投资创业土壤上会产生爆炸式地进步和创业的激情。

只有暂且忽略别人的怀疑，一心一意地把自己的热情投身到实践中去才能获得改变世界的进步创造吗？

当新的技术经验令新的治疗手段成为可能，当越来越多的创业公司寻找医药的未来，当投资人投入上十亿资金的时候，上面这个问题一定会在未来频繁地被提出。即使一个新的理念还没有经过足够长时间的讨论，即使这个新的理念还有待商榷，人们仍然会马不停蹄地投身于全新的生物医药研究方向。2012 年才发明的基因重组技术中的基因剪接 Crispr 技术已经是基因研究过程中不可或缺的工具。它为实验的研究提供了基因自定义的可能性：这项技术可以在实验室里便捷地重建带有阿尔茨海默病突变基因的细胞。研究血脑屏障①的科学家发现：大脑所需血液营养物应该主动运输，否则由于血脑屏障选择性作用，一些营养物质就会被拦在屏障之外。人类大脑的保护机制让人们无法成功治疗老年痴呆，研究神经性疾病疗法目前面临的最大的挑战是：找到一种能够让大脑成功地接受药物的方法。

Denali 将专攻血脑屏障研究的科学家们聚集在一起，想

---

① 血脑屏障：指在血管和脑之间有一种选择性地阻止某些物质由血液进入大脑的"屏障"。

要率先在该研究领域发明一种"专利技术",这种没有任何人掌握的专业技术很大概率上决定公司的成败:为了测试这项技术,Denali 的科学家们专门饲养了用来研究人类的血脑屏障的实验鼠群。Crispr 基因剪接技术——一项几年前根本无法想象的技术,多亏了它的帮助,实验的流程得到了一定程度的简化。在临床研究上,老鼠是与人类大脑工作机制最相似的哺乳动物。因为被改造的基因具有遗传性,且老鼠可以快速繁殖,用上几千只老鼠就意味着科学家可以拥有了整个种群样本。之前在人体上做基因研究面临的困难,可以通过给老鼠植入基因得以克服。科学家们追求已久的动物模型居然可以在实验室里轻松完成。疯狂吗?太疯狂了吧!

舒特的夜晚比常人要短,因为他只睡 3～4 个小时,一周工作 7 天,为了节省休息的时间,他骑自行车的速度飞快。他的妻子,一位妇科医生,在他之前工作的公司研究癌症基因技术。在饭桌上这对夫妻这样打趣道:现在癌症研究其实很简单,难的是阿尔茨海默病的研究。这场对话并没有引起妻子的抗议,确实,脑肿瘤学确实已经发展得比较成熟,并且还是科学家们研究阿尔茨海默病的蓝本。

对于癌症研究,现在基本共识就是,癌症是多因的,即使是在单个或者同样的临床表现中，肺癌也会根据成因的不同而有所差异。基因研究显示，除了每个病人个体性状不同会导致癌症成因不同以外，遗传的因素以及后天环境的因素也会导致不同的癌症。所以总是用一个通用的粗糙工具来治疗癌症收效是甚微的，例如利用化学药物治疗癌症。相反，制药学家和医学家更多使用以癌症成因为导向的个性化治疗。这种被医生们憧憬很久的个性化医疗方式，至少在癌症治疗方面已经成为现实。

神经性疾病的研究是以癌症研究为蓝本的。所以 Denali 不是研发治疗阿尔茨海默病和帕金森病的全效药，因为不可能会有这种药物，人们需要通过不同的治疗手段来应对各种不同的情况。除了 Degeno 基因（一种引发疾病的突变基因）和细胞间交流之外，科学家们还专注于神经细胞的功能障碍性研究。他们对神经纤维的退化和神经胶质细胞极其感兴趣。

不同的治疗方式很大程度上可以降低手术的风险。大部分研究全新药物的生物技术公司都失败了，只专注一项理念的人是很难成功的，或者说即使成功也会在很短的时间内被竞争对手超越。除了 Denali，美国医学院里有 120 多种药物在进行临床试验。

中国在进行首例用胚胎干细胞治疗帕金森病的研究。外科医生们在病人头部凿一个洞，然后在洞内直接注射之前在干细胞中培育的上百万未成熟的神经元。另一支中国研究团队也在同步测试胚胎干细胞，目的是为了战胜由衰老带来的视力下降。

听起来是不是非常冒险？新西兰研究帕金森病的科学家们直接在人脑中注射猪的脑细胞。当那些生成多巴胺并且控制人体行动的脑细胞减少就会引发帕金森病。为了抵消这种细胞损失，总部在奥克兰的 Living Cells Technologies 公司在猪的脑细胞外面套上一层保护膜来避免该细胞受到人体免疫系统的排斥攻击，然后将猪脑细胞注射到人脑中。Living Cells Technologies 的董事长肯·泰勒说："这样一来就能刺激神经细胞的再生，就好像人们在大脑中安放了一个小型的神经生产工厂一样。"他可不是疯狂的马布斯博士[①]，而是前新西兰国家研究基金会会长和普林斯顿大学神经学教授。

还有人在尝试一个相对新的实验：胚胎学研究。在神经与神经之间有一种发酵酶，控制突触形成的基因会受到这

---

① 马布斯博士：德国犯罪悬疑小说中主角，一个精通心理学的犯罪天才。

种发酵酶的调节。过多的发酵酶会限制大脑自我修复的能力。麻省理工学院的研究员通过动物模型发现，如果切断这种酶的源头，人的神经性功能可以被改善，生物技术公司 RodinTherapeutisc 正在研发一种可以克服血脑屏障和阻断这种酶的药物。

我们不可能一天内就在所有领域实现突破。但是各项研究之间是可以相互影响的。不同研究结果的交汇和融合，最终会让进步的步伐更快。

对于 Denali 公司来说，这条路很长且花费高昂。作为当年公开募股额度最大的生物技术公司，Denali 公司于 2017 年 12 月上市，上市让 Denali 公司融资了 25 亿美元，他们把 3/4 的资金作为启动资本，这种行为在创业公司中是非常少见的。这是一笔很大数额的资金。尽管如此，这笔钱远远不够，根据医药领域开发成本公式，研发一种新药需要 10 亿美元加 10 年研发时间。不过这个数字是受到广泛争议的，因为涉及药物开发的费用同研发领域的花费可能会大不相同。

大量的研究表明，研发一种药物的实际花费数目各不相同，有的药物只要 500 百万美元的研发成本，但是有的可能要花费 50 亿美元。所有的花费都是根据不同的科研方法和研发过程进行计算，比如说，是用统计的方法来计算花费，还是只选取十几个实验成本，或者干脆按照心情随便计算成本？实验的试错成本会计算在其中吗？医药开发部的企业运行固定成本需要计算在内吗？

根据肿瘤学家维纳·普拉萨德调查的数据，研发一种新的抗癌药大约要花费 65 亿美元。但是他只研究了 2006 年到 2015 年间的 10 个样本，且没有算上大量失败实验的成本。一次又一次失败的临床实验花费了大量资金，若是把这些试错的成本都计算在内的话，根据塔夫茨大学药物发展研究分析中心主任约瑟夫·迪马西教授的分析数据，研究一种新药平均下来可能要花费至少 28 亿美元。上面说到的花费方面的数据囊括了所有研究领域，不仅仅只是抗癌领域。

但是明确的是：研发药物在根本上是很复杂的，因为它需要消耗大量的人力、物力、财力，所以药物研发成本高昂无法避免。

拥有新理念的小型生物技术公司一直着力于把成本控制得比大型制药公司要低：因为药物研发就像一台碎钞机，短时间内不会有大量的现金流来保持资金链不断裂。多亏新的技术和创业公司所有的事情都亲力亲为，Denali 公司的研发进程更高效且成本控制得更好。在满是激光器、离心机、分光镜的实验室里，生物医学家们不分昼夜地研究细胞结构，他们总是忙着"提取手指上的血液标本"，化学家们一直致力于合成新分子，其中 8 个诞生在旧金山，40 个诞生在中国。

尽管大家都这么拼命工作，研究的进度依然还是有一个无法突破门槛。自从康泰克（Contergan）发明以来，药物研发已经是一个高度规范化的领域。药物研发的基本步骤没有随着科技的进步而发生改变。研发过程平均需要花费 8 年时间，且它是这样运作的：

第一步，确定生物实验的目标。科学家们在人体中挑选出可以和药物发生相互作用的分子结构，在细胞和组织中进行几个月时间的实验研究。同时必须研发出对于生物分子有预期效果的药物成分。然后找到足够多的实验志愿者之后，就可以分别在活体内和活体外进行临床实验，分别在实验室或动物模型中进行临床实验。只有在进行了 6 ～ 12 个月的没有任何副作用的临床实验之后，才可以在人体上进行药物实验。

临床研究原则上分为 3 个步骤，但是通常在进行到第三步的时候才产生关键的理论，尽管如此，距离药物审核通过还有很长一段时间。第一步提出问题：治疗本身是绝对安全的吗？至少要在 20 ～ 100 名志愿者身上进行为期几个月的临床测试，从而明确人体对新药的反应过程。在实验的第一阶段志愿者可以是完全健康的人，因为在这个阶段首要目的是确保安全，不是疗效。如果志愿者没有频繁且激烈的副作用反应的话，实验就可以进行到第二步，大约有 70% 的志愿者会进行实验的第二步。

第二步，主要研究药物的疗效。研究员会对一个由几百名志愿者构成的较小实验群体中进行为期 24 个月的实验，这些志愿者需要患有用实验药物治疗的目标疾病。通常情况下还会有一个对照组，对照组成员服用安慰剂或者使用目前拥有的标准治疗手段。如果实验组的效果比对照组的疗效更好的话，就可以进行第三步。

第三步，验证新疗法是否比目前现存的所有疗法更好。为了得到合理结果，研究人员要对至少 1000 名志愿者进行3 ～ 4 年的统计分析。这些志愿者中会有实验步骤一中 1/3 的志愿者。根据规定，实验研究是双盲的，意思是，医生和病人都不知道他们的实验药物是研发的新药还是安慰剂。平均下来100种新药只有10种可以一次通过药品监督局的审核。只有1/4的测试药物可以跳过药品监督局的审核（前提是有第四步严格的实验安全测试）。

研发药物无论在什么情况下都是一笔让人沮丧的生意，因为研究的结果大部分是：一无所有。产出不了新疗法，资金也花光了。听起来药物研发很没前景，但为什么还源源不断有新公司研发药物呢？难道是因为研发药物是胜率低但回报巨大的赌博吗？

"在这里没有人只想着赚钱"，舒特说。在硅谷如果你想要赚钱，有的是比研发药物赚钱的项目。研发新药的目的是"成为攀登困难高山的第一人"，舒特补充道。正如他公司的名字一样，Denali——北美最高的山，他想让他的公司载入史册。正如硅谷口号说的那样："只要做的是有意义的事，就能把它做好。"

当然，生物科技公司是想要盈利的，甚至是想要赚大钱，Denali公司也不例外。整个健康系统中，老年期痴呆的护理费会花掉10亿美元。第一个找到治愈老年期痴呆方法的人就可以在这个领域吸纳巨额资金。这对研究肿瘤和糖尿病的科学家们来说是一个好消息，因为这些是尚未开发的神经性疾病研究领域。对于爱钻牛角尖的人和完美主义者来说，生物技术是一门风险极大的生意，但是对于那些想要用自己的理念创造突破的人来说，他们就有可能成功研究出新疗法且名利双收。

当然这个领域吸引的不只是理想主义者，还有众多像舒特和泰西埃·拉维根斯这些做了几十年研究并且已经取得相应突破的人，他们用自己的成果证明了自己的价值。除此之外，犬儒主义者（追求返璞归真的生活）和生意人们也挤到了这个风口。他们想要在这个风口上短时间内大赚一笔，但是投机失败会怎么样呢？ 20 世纪 90 年代末，当大部分人都抱有投机目的时，意味着当时发生的生物技术爆炸开始衰落。很多人都想着大赚一笔，想要在股市上赚钱，想要给投资人卖情怀拉投资。现在人们面临的问题是：当年是炒作的人多于做实事的人，现在的我们会重蹈覆辙吗？

当然不会，现在的这次创新大爆炸和 20 年前完全不一样，它的本质是科技和进步，这也是在 2004—2007 年发生的科技革命的本质。在这次科技革命的浪潮里诞生 Facebook 和

iPhone。在当年也受到质疑，新型经济不会长久，短时间内就会破灭，因为很多理想化的概念是无法在现实中实现的，网络2.0时代完全是胡扯。同样，现在的反对者们也是这样看待生物科技革命的。

当然不是说那些在硅谷试着用新疗法让世界变得更好的人都是慈善家，他们当然渴望利润。并且，不是所有的发展迅速的事物都可以让世界进步。急速的发展还会催生很多投机者，他们在项目上造假，骗取投资人的资金。Theranos公司就是一个典型的例子。一位名叫伊丽莎白·福尔摩斯的具有野心的女企业家成立了一家生物技术公司。这家公司迅速跻身为数字化医疗的明星企业，成为了硅谷炙手可热的创业明星，这家公司宣称：在数字化医疗的世界里，技术不但会更加高效，并且还能降低成本。投资人毫不犹豫地为Theranos投资了上百万美元，诸多大型的医疗集团争相与其进行合作，大家都想研发出这家公司所宣称的新型血液检测技术。然而，2015年《华尔街日报》披露，这种所谓的革命性的技术根本不会存在，整个Theranos公司是一个大骗子，所有的项目都在造假。最终伊丽莎白·福尔摩斯惹上了官司，当然也为好莱坞电影贡献了素材。一部改编自伊丽莎白·福尔摩斯事件的电影由詹妮弗·劳伦斯担任女主角。现在，

Theranos 已经成了媒体炒作和无知投资人的代名词。

但不是所有的大胆的创意都是骗局，只要一种新疗法在小鼠实验上见效，并且在通过临床实验一二阶段后发现无严重的副作用时，就能得到投资人资金支持。一旦收到投资，创业者们就会以最大的热情马上与其他公司建立合作，并且设计出反馈最好的市场推广模型。但是到最后可能会发现新药的药效比现有的药物的效果差，并且这个结果只有到实验的第三阶段才能知道。Versartis 公司在 2017 年秋天成立，是一家位于美国门洛帕克的生物技术创业公司。这家公司用了几年的时间研发出了儿童生长激素，他们认为，一旦医生们把临床研究的对比数据发送并通过审核，生物技术新星企业就能在一夜之间转变成一家优秀企业。但是，如果临床实验的第三阶段失败，那么对于已经花掉好几百万美元的创始人来说会是致命的打击，因为在这次失败之后，创始人很难再拉到投资了。在硅谷，资本的规则和法律一样冷酷无情，一旦项目的失败让投资人感到失望，他们会马上撤回资金，失败的创业公司也会立刻在这场竞争激烈的游戏里永远出局。硅谷的每位创始人都明白这个规则，只是对于生物技术公司创始人来说游戏规则更加残酷。

Versartis 公司的事例也表明，人类生物学的密码依然还没有得到破解，尽管在研发的道路上取得了很大的进步，新药的研发带来的具体盈利点还是未知。很多疗法理论上很完美，也能在动物模型上奏效，但可能最终会败在人体临床实验这一步，或者实际效果远低于预估值。即使是最优秀的专家也不能保证项目完全不会失败。

找准未来新药研发的关键点很重要，因为人们很容易丧失对医药保健上出现真正革命信心。只需要几次大型的失败案例就能让药物研发过程停滞。为了提高市场占有率，很多医药公司都吹嘘新疗法包治百病，但是像基因疗法这样的新疗法是有潜在风险的，它可能会在病人使用过后的几年时间里出现不良反应。

几乎没有任何行业的名声比制药行业还差，因为制药行业将营销策略使用到了极致。该行业的垄断现象很严重：少量的大公司主导了全球的市场，有时一些医药大公司甚至还是著名医疗奖项的发起人和颁发者，公众很难看清楚这些大公司的企业本质。这些企业成本和利润也是不透明的。发展中国家常常出现哄抬救命药价格的现象，医生们也会在制药公司的贿赂下给病人开制药公司指定的药物。为了推广某些药物，药物真正疗效甚至危险性都会避而不谈。

美国阿片类药物的蔓延很大程度上跟制药公司的营销方式有关。美国很多联邦州十分痛恨止痛药生产商。2015年，美国有33 000多人死于阿片含量过高的止痛药。阿片类药物和海洛因有同样的效果：它们会制造欣快感，让人亢奋，并且这种兴奋感会一直持续。芬太尼和盐酸羟考酮缓释片（奥施康定）这类的阿片类药物本来规定只能用于手术中对剧烈痛苦的镇定，例如癌症带来的痛苦。但是美国的医生在过去的几年间给肢体扭伤、拔智齿等常见的疾病开了大量的阿片类镇痛药物，易成瘾止痛类药物的处方单的数量在1992—2012年上升了150%多，仅仅一年，这类处方就有2.82亿份。检察官也被制药公司贿赂去夸大镇痛药物的优点，有意地去掩饰镇痛药物致瘾的风险，所有的这些都是为了通过人为的方式强行留住上百万的新病人，从而达到赚取上10亿利润的目的。那么，现在新研发的基因疗法会不会也同样肆无忌惮地在市场上进行营销，会不会5年后会产生诸多的慢性DNA问题？

制药公司经理极容易违背良心做事，只要医药行业的结构性问题没有得到根本的解决，利润堪比军火业和烟草业，上述没有道德底线的事情还是会不断上演。德国拥有最多批判医药行业的书籍，甚至不乏一些揭露医药公司阴谋论的书。医药公司是医疗系统不可分割的一部分，在医疗系统中发挥着重要的作用，例如未来新的疗法和新药的研发。科学和商业需要无缝对接。研发新药，需要企业的资金来支持研究，同时也需要具有为全人类谋福祉的有道德使命感的科学家。医药系统需要改革，要想办法让医药系统更透明，更公平，成本更低廉。

显然，一项数字医药技术的出现一定会在根本上改变制药系统。生物技术正在逐渐取代制药系统。生物技术和制药公司虽然都生产药物，但是他们在很多方面存在不同。一方面生物技术可以在生物基础上研发传统疗法，而制药公司是在化学的基础上研发疗法。因此，制药公司是以化学家的发现为开端的：1897年菲利克斯·霍夫曼和阿图尔·艾兴格首次合成了阿司匹林。自此之后，阿司匹林成为首个可以在工业上量产的药物，并且奠定了拜耳制药集团的基础，菲利克斯·霍夫曼和阿图尔·艾兴格也就职于拜耳制药集团。大型制药集团往往是指那些经过漫长时间形成的少数全球性工业巨头，这些巨头公司产品种类齐全，拥有完备的生产链、市场营销和销售机制。

相反，生物技术产业 1976 年才在硅谷开始。赫伯特·博耶，洛杉矶加利福尼亚大学生化教授，几年前跟斯坦福的同事一起研究从不同的组织中人工提取 DNA 分子的技术，也就是所谓的 DNA 重组技术。和几个投资人一起，博耶建立第一家纯生物技术公司，这家公司想发明能够产生商业价值的基因技术。基因技术通常是小众初创企业的重点发展项目，这些企业往往是大学的衍生企业，由想要将实验室中的项目落地到具体商业世界的科学家们主导完成。

然而，制药公司和生物技术公司之间的边界越来越模糊。一方面，制药公司尝试着减少官僚，让企业本身更灵活，更透明，从而快速地参与到生物技术研发中去。另一方面，小型的生物技术公司也会慢慢合并成大的集团。基因技术目前被瑞士的制药巨头企业 Roche 垄断。小型生物技术公司之间的合并和收购在这几年变得越来越频繁，一种混合型企业——生物制药公司应运而生。只不过目前还无法判断混合型企业到底融合了两种企业的优点还是缺点。

200 年来，各种进步摧毁了不少旧行业，当然也催生了许多新行业。医学的改革迅速且复杂，当然这也是它能够持续被少数集团控制和主导的原因之一。不过现在慢慢有一些

"新玩家"登场，除了像 Hundert 这样的生物技术公司以外，还有像微软、谷歌这样的技术公司的也参与其中。垄断集团和新的同盟，谁在这一场"战役"中更有优势呢？目前还没有定论。

这些发展对于制药行业来说不是一份礼物，而是一份威胁。造价上亿美元大型的制药设备，很快就能被小型的生物技术设施取代。生产单一功效的药品公司已经不能满足个性化疗法的要求。血浆曾经是制药公司巨大盈利点，公司内大型的制药设备可以为血友病病人生产凝血药。然而更有前途的基因技术正在测试一种治愈血友病的新疗法，一旦这种方法研发成功，治疗就无须用到血液，制药公司昂贵的制药设备就必须停止生产。丙型病毒性肝炎的病人只能通过终生服药来维持生命，这为制药公司带来巨额利润。然而，2014 年出现的治疗丙型病毒性肝炎的新方法可以治愈 90 % 的病人。于是所有收入源曾经得到保障的企业开始抗议：数字化医疗技术威胁了旧的制药体系。

如今，大学、生物技术公司和制药公司之间的界限正在慢慢消失。Moderna 公司，它和 Denali 公司一样是家不同寻常的生物技术公司，相比于 Denali 公司，Moderna 公司的体量更大。2011 年，Moderna 成立初就吸纳了上十亿美元投资，公司估值超过 50 亿美元，Moderna 不想研发一种而是上百种革命性药物，Modrna 研究员们不想掌握一种疗法，而是想要破解整个人类生物学的密码。这一切在 Moderna 是如何进行的呢？

"我们不研发药物，而是建立一个平台。"Moderna 的董事长斯蒂芬·班克尔说道。公司的科学家相信他们一定能够找到编辑生命的软件。他们想要开发一个"生物学管理系统"，他们想像谷歌和苹果公司一样建立一个全球性的健康集团，但是 Moderna 是不是想要取得医疗技术上的垄断地位呢？

班克尔认为："是的，并且是通过信使 RNA（mRNA）。它是将细胞内的 DNA 信息运输到核糖体中去的一种分子。"蛋白质是生物学的核心，是机体所有活动的载体。人类的基因蕴含 22 000 种蛋白质组建形式，人体内每天都有上百万个蛋白质按照这些组建形式合成。能够合成 mRNA 并且把它运输到细胞体内，就可以直接控制人体功能。Moderna 生产的这种 mRNA 药物既不能解决化学问题（制药行业常见的分子问题），又不能解决生物问题（抗体或重组蛋白质问题），但是这家公司的研究员想要像 IT 行业一样，写出一套编码，这套编码可以直接对细胞进行编程，让细胞自己产生蛋白质对抗疾病。

这听起来很疯狂，很多年前班克尔和大部分的科学家们都认为："不可能，这种想法绝对行不通。"当哈佛大学的科学家联系班克尔做第一个 mRNA 药物的实验的时候，他们发现 mRNA 太稳定，很难找到方法对其进行修改和控制。

投资人和很多刚招募的科学家也表示怀疑，要是 mRNA 能够治疗疾病，那么人们可以研发上千种之前无法研发出的药物。但是，实际的实验数据和第一次小白鼠实验的成功确实证明了 mRNA 可以用于治疗疾病。班克尔辞去了一家成立时间很久且拥有 6 000 名员工和上十亿销售额的生物技术公司 CEO 的职位，目的就是为了在 Moderna 从零开始。很多其他的研究员们紧随其后，例如神经学家塔尔·扎克，之前他是抗癌药巨头公司 Sanofi 的主导人，现在是 Moderna 的 CEO。"如果我们可以直接进入到细胞内部，就可以为疾病治疗开创一个新世界"。班克尔、扎克和 500 位 Moderna 的科学家们都感觉他们正站在一个决定性革命的起点，就像与在 21 世纪初成立不久的谷歌和 Facebook 的感觉一样，现在它们已经成了全球性的大公司。当年谷歌和 Faceoook 的很多想法也让人觉得天马行空。事实证明，互联网真的改变了人们的生活。Moderna 想要把互联网产业的神话重新复制到生物学上，公司的科学家认为，这次革命同样是巨大的、全新的，和当年的互联网一样看起来天马行空。

然而，生物学家和信息工程师不同，想在生物学上取得学术上的突破面临的困难更多。无数公司想成为下一家谷歌，但是实际上只成了普通规模的小型企业。Moderna 的班克尔说："我们可以用一种细胞算法给软件编程，把 DNA 看作是硬件，mRNA 是软件，通过这套算法就可以输出蛋白质，这一定会成为数字化医疗的主流。"

即使班克尔在说到自己的理念时候满是激情，但是同时也有隐藏不住的焦虑。2018 年初，Moderna 同时研究 16 种药物，这些药物中有一半已经开始进行临床研究，他们策略性地针对流行性感冒、寨卡病毒、癌症、艾滋病、心肌梗死和肝病进行药物研发。在第一轮的 mRNA 治疗过程中 Moderna 使用疫苗来降低实验可能出现的生物风险，因为疫苗很容易被检测，且只有很少的蛋白质合成用来引起免疫反应，引入疫苗还能降低 mRNA 疗法的研发成本。这也反映出了 Morderna 对细胞算法生成的蛋白质风险性的担忧。

2017 年初，Moderna 研发的"分子疗法"在进行了 6 次以上的临床疫苗研究首次取得了暂时性的成果：通过 mRNA 疗法生成了抗禽流感疫苗且没有副作用，这次成功是医学研究上的里程碑事件。Moderna 凭借这次实验成功地抢占了生物学先机。正如扎克说的那样："只需要改变细胞编程指令就可以实现禽流感疫苗到达塞卡疫苗的转变。"

美国的医疗部长兼国防部长也是这么认为的，他给 Moderna 公司投资了 2.5 亿美元用来加速推进塞卡疫苗的研发进程。在小白鼠身上 mRNA 已经能够成功发出指令了，病毒不会转移到怀孕的母鼠体内。"这很可能是治疗全球流行病的转折点。"盖茨基金会的疫苗专家奥莉娜·莱文说。

Moderna 被外界认为是一家神秘的创业公司，大笔的投资倾注于此，所有的研究过程都是保密的，没有任何公开的细节也没有人泄露他们的工作内容。"这些保密工作都是为了确保技术可以奏效。"班克尔说。目前公司的研究员公开他们的研究结果：经过了十几名科学家数十年的努力，并且研究结果通过同行审议之后，赫赛汀（Herceptin），一种在自然条件下不存在的人工化合物终于在实验室中合成。

　　所有的这一切可能只是开始，班克尔说，现在每年都会有十几个全新的实验项目，对 mRNA 疗法的研究也形成了较大的规模。Moderna 总部五楼的机器 24 小时都在运转，这些机器分别是 3D 打印机和麻省理工学院工程师设计的最新的医学机器人。离这不远的地方有一条 Moderna 公司耗费 1.1 亿美元建立的生产街，这条街占地面积为 20 万 ㎡，专门用来做临床实验。怎么做到每年可以在这条街上研发出 100 种新药？班克尔说"通过数码和自动化"。Moderna 的软件工程师正在开发一个新的在线应用，这个应用可以让科学家在短短几小时的时间内为所有可以想到的蛋白质设计 mRNA 药物并且大学和制药公司还可以合作建立一整个生态。排列好的基因序列能够被软件自动整理好，接着由机器人生产，然后在短短的几周之后就出现在试管里，等待进行临床实验。要是这一切都进行得顺利的话，排列好基因序列之后很顺利就能进行药物制作。这种技术让 Moderna 公司拥有了丰富的合成生物学量产的经验。新疗法理论落地到实际人体测试场景周期可以缩短到一年。

　　这种技术吸引了制药公司巨头加入。AstraZeneca 想要马上和Moderna合作研发40种测试新药，并且投资了2.5亿美元。第一个项目研究的测试药物名为AZD8601：它属于可以控制细胞产生VEGF-A的mRNA疗法。VEGF-A是很重要的蛋白质，它可以促进新血管的再生，此外还在伤口治疗方面扮演着重要的角色。谈到治疗心肌梗死，Moderna公司的一位分子生物学家说："如果给小鼠注射一种促使它产生VEGF-A的mRNA药物，患有心肌梗死小鼠的寿命可以延长，心脏功能也能得到加强。"之后这位分子生物学家继续在斯德哥尔摩进行了进一步的研究，这项研究为Moderna公司提供了发展的新基础。

VEGF-A在猪的心脏上也能有类似的效果，猪的心脏和人的心脏极为相似。利用蛋白质的促进作用可以让患有心肌梗死的动物心脏更快修复。柏林的医生们和另一家机构进行了合作，想要知道mRNA疗法是否在病人患有心肌梗死之后令心脏组织和血管再生。他们发现，mRNA疗法可以恢复病人的造血功能，加速病人的恢复速度以及提高病人的生还概率。目前这种疗法已经进行到了临床研究的第三阶段。

给细胞编程，"命令"皮肤和心脏自我修复——这听起来很像科幻小说中的情节。当然，这不是小说，是事实。因为这些实验已经在小鼠的身上成功，新疗法和新药的诞生近在咫尺，但是，如果这些疗法和药物具有强大的副作用，那么所有的努力也会付之东流。

有很多批评者依然保持怀疑，他们认为这些科学家一定会在数据上犯错。如果mRNA疗法对临床研究中100%的病人有用，一旦忘记设置安慰剂对照组，Moderna的实验就是一次事故。Moderna的理念到底是炒作还是真正的医学改革，没有人能够给出确切的回答，因为Moderna提出的技术过于离奇和超现实。"不过，这项技术不是魔法，而是30年各个领域科学研究成果的融合。"班克尔说。基因重组技术只需几百美元就能让免疫学在每年都有新发现，自动学习的机器可以帮助生物电脑工程师优化计算公式。这些技术的进步让人们可以深度参与人类生物学。

Moderna公司的CEO是这样描绘他的10年计划的：癌症诊断初期会对病人进行肿瘤切片样本提取，然后把肿瘤切片发到基因重组实验室。实验室里会对各个免疫系统肿瘤的特征进行确认，确认后的数据上传至云端服务器并借助人工智能进行分析，随后生物信息工程技术将治疗计划和免疫系统彼此协调后从云端服务器为制药设备发送指令，最后机器根据指令自动合成配比针对不同肿瘤的剂量。

人们真的能够享受如此高科技的医学吗？如果研发和生产的成本下降，最终病人的治疗成本也会降低。机器人和生物信息工程技术可以让病人在治疗方面少走很多弯路，不过仅限于研发和生产阶段。虽然技术可以提高效率，但是在临床研究阶段它几乎不能发挥作用，因为要想知道人类对于新药有何种临床反应，需要经过科学家们几年的观察。

Moderna 公司的研究员不是第一个用 mRNA 进行实验的。在德国也有很多类似的研究，虽然目前德国的研究目前规模还很小，资金量也不够庞大，但是研究很快就能取得突破。成功的关键不在于公司规模的大小，关键在公司研究人员的创造力、研发能力。图宾根的 CureVac 公司就在进行用 mRNA 疫苗治疗狂犬病和抗癌的临床实验。美因茨的 BioNTech，这家欧洲最大的未上市的生物制药公司，同时也在建立"针对制药优化的蛋白质编码 RNA 的 3 种治疗平台"。BioNTech 想要用他们研发的这种 mRNA 疫苗治愈所有癌症，提高恶性肿瘤病人的生存率。

尝试新技术的企业越多，新的理论知识就产生得越快，成功概率也会变大。基因疗法在 1990 年初被誉为一种跨时代的突破，近 30 年以来一直受到病人的青睐。

但是无所谓，不管病人能够享受新疗法的时间是 10 年还是 15 年，不管是 Moderna 还是别的公司最先成功，可以肯定的是，疾病疗法将在根本上得到改变。"现在在医学领域发生的事情，是从模拟到数字的转变，就像当年从随身听时代跨越到多功能数字多媒体播放器（Ipod）时代一样。"班克尔说。

第二章
——

机器医学
人工智能和计算机算法是如何改变医疗健康系统的

　　塞巴斯蒂安是硅谷的传奇。他为谷歌研发了自动驾驶汽车，因为这件事情，他把汽车产业带到了一个新纪元。他成立和领导了 Google X，Google X 是谷歌集团的秘密研发部门，这个部门研发了高空气球①。这些气球可以在 20 km 的高空上遥距传递网络信号。斯坦福大学有自己的研究部门，名字叫做"特龙实验室"。这个实验室里的研究团队研发智能机器人。特龙在德国北威州的索林根长大，于波恩获得博士学位，20 世纪 90 年代他搬到了美国，因为这里的环境能让他可以更加容易地实现理想。特龙很久之前就列了一个清单，清单

———————————

① 高空气球：又称高空科学气球，是指在平流层飞行的无动力浮力器。

上写着要在 20 个领域研发改变世界的发明创造。他经常和谷歌创始人拉里佩奇坐在一起思考和寻找着可以改变世界的发明创造。

特龙说："我经常问自己，要想推动文明的进程，怎么才能最大程度上对世界有积极的影响？"最终他尝试建立了两家自己的公司，一家是想要创造教育革命的 Udacity 公司，另一家公司是想要研发飞行汽车的 Kittyhawk 公司。这可不是开玩笑，试飞测试已经进行几年的时间了，尽管现在试飞机型还是一个模拟机器，飞行员在室外坐在一排转子上方，不过，在试飞过程中，这台机器在旧金山海岸线几米上空迅速滑翔的过程十分吸引眼球。

特龙有一个改变世界的愿望，他希望上百万人可以接受他的创意，这一点他已经做到了。他最新、最重要甚至会带来最大影响的项目是研发了一个可以识别皮肤癌的软件。他和他的博士团队在实验室里，共同研发一个可以像医生一样准确地诊断病人皮肤变化情况的机器。科学杂志《自然》把特龙的研究作为杂志封面，因为他的研究向世界展示了人工智能近些年的发展成果。

特龙和他的同事们教会计算机通过临床医学图片识别皮肤癌的特征。他们用 129 450 张皮肤变化图片教会软件分辨出良性和恶性异常，并诊断出癌症和黑色素瘤。这台机器相当于 21 名皮肤科医生同时工作。令人惊奇的是，这台机器完全可以媲美医生，甚至比医生的工作速度快得多。识别皮肤癌是一项艰难的工作，即使相当有经验的医生也是如此。这台机器可以通过分析外表性状辨认出恶性黑色素瘤。恶性黑色素瘤通常呈暗褐色或者黑色片状。具有危险性的黑色素瘤会被切下取样送往实验室进行研究。早期的诊断在皮肤癌的发现方面是很有帮助的，因为疾病确诊时间早可以让 50 岁的病人生存率达到 97％。一旦发现为肿瘤晚期，病人的存活率就只有 3％。仅仅在美国每年就有 10 000 名病人死于皮肤癌。

特龙不只是想研发诊断机器，而是想要量产一种"早期预警系统"，这个系统是一套计算机模型，并且可以嵌入智能手机应用程序，人们可以十分便捷地使用手机摄像头进行身体体检，无需每隔 2 年去医生那儿体检。"我想要对医学进行一次革命，"特龙说，"不过不是用全新的疗法，而是用一种全新的诊断形式。"

但是怎样才能从自动驾驶汽车研发转变到癌症诊断呢？

这是特龙的一项个人原因引发的项目。几年时间，因为癌症，他痛失了很多家人。他的母亲患有皮肤癌，他的姐姐患有乳腺癌。他们的病情都是在癌症晚期才诊断出来，发现癌细胞的时候已经扩散了，因此错过了最佳的治疗时机。"从那以后我就一直在想，到底怎样才能在早期识别癌症。"特龙说道。研发一个比人类更快识别早期癌症症状的机器可以看作是算法和医生的一次较量。

人工智能是特龙的特攻领域。他是旧金山人工智能实验研究所的主导人，这家研究所成立于 1962 年，是一家世界领先的智能研究所。自动驾驶汽车是人工智能领域最著名的成功范例。自动驾驶汽车和自动学习机器人原理相似。"我们在斯坦福进行了很长时间的研究，让计算机在仔细观察人类重复的日常工作后，替换掉这些重复工作的 80% ~ 100%。"特龙说。人类不会被机器取代，而是在机器的帮助下提高工作效率，把人类从重复的劳动中解放出来。特龙认为这马上就能实现，既然机器可以帮助卡车司机和律师，那么皮肤科医生也不例外。"如果一台计算机可以在 10 秒钟内诊断病人的背部病情，那为什么还要皮肤科医生花费 1 小时的时间在这上面呢？"

　　人工智能迅速成为硅谷讨论最热的话题。它就像一种可以解决所有问题的神奇的武器。本世纪初，人工智能还只是加利福尼亚技术圈的讨论话题，随着智能设备的出现，人们改变世界的速度增加了一倍。如果智能机器能够把大量重复性的工作以高效低成本完成，或许是一件好事，或许也是一种威胁。人工智能成了最紧迫、最激动人心、最能带来回报甚至也是最危险的话题，上次出现这种情况还是人类裂变原子的时候。

　　"对我来说，新兴的人工智能可以和300年前蒸汽机的发明相媲美"，特龙说，"就像农民在蒸汽机的帮助下，从沉重的体力劳动中解放出来一样，人工智能也能把我们从枯燥重复的劳动中解放出来。"

　　人工智能和蒸汽机的对比说明人工智能不是一个纯逐利的发明，也不是专家们的附带效应。人工智能更像是服务所有人的领先技术平台。人工智能是一个全新的范例，是一个切入口，是像互联网一样的发明。"我们首先是一家人工智能公司。"谷歌公司总裁桑达尔·皮查伊说。

　　"人工智能是我们做所有事情的核心，人工智能将会无处不在。"微软总裁萨蒂亚·纳德拉说道。平常身着牛仔裤和 T 恤衫的纳德拉，这次穿着黑西装前往柏林与德国总理安格拉·默克尔进行名为"机遇与挑战"的谈话。这家技术公司坚信，人工智能会在几年后彻底改变我们的工作和生活。政治家们必须要参与到这次变革中来。

微软的总裁真的预见了这充满故事性的时刻吗？纳德拉说："知识民主化是从德国著名发明家古腾堡先生开始的。在古腾堡先生之前欧洲只有 3 万多本书，50 年后有了 1 200 万本。古腾堡印刷术是所有的科学进步起点，因为知识通过古腾堡印刷术实现了民主化。互联网是继印刷术后的第二次进步，并且还加快了进步的速度。"但是计算机技术也带来了一些不好的后果，微软的总裁强调道："我们会被爆炸式的信息席卷，大量的实验数据不能被整合，癌症研究会因此停滞。能够整理，利用和理解海量的数据和信息，这是人工智能的意义。"那么现在是什么时刻呢？像计算机时代开端一样的时代转折点吗？"是的，我们已经站在时代转折点。"纳德拉说。

纳德拉和其他技术领袖已经等待这个时刻很久了，并且预见到这个时刻在几十年后就会到来。意外的是，科学发展的速度极快。几十年前智能机器研究一直得不到突破，人们一直认为不可能研发出智能机器，所以在人工智能方面几乎没有成果。但现在智能机器技术发展得越来越快，进展也越来越明显，好像想一次性弥补几十年在人工智能技术上的停滞一样。

那么现在怎么定义人工智能就很重要了。广义上，人工智能等同于意识。在过去几年时间里，流行艺术和好莱坞把这个概念曲解了。电影中描绘的那些拥有自我意识的机器距离我们的现实还很遥远。现在研发的人工智能机器是指：那些可以学习和工作，在没有提前被程序员提前详细设定的情况下可以自己做决定的机器。这些机器虽然不像人类一样可以思考和行动，但是可以下棋和开车。

很长时间以来，这个目标一直被认为是无法实现的。但是现在出现了可以自动驾驶的飞机，可以"看见"周围环境并进行理解和分析。这都得益于机器学习，通过接收的每份新数据的训练，持续改进自己的能力。通过解析音调和词汇的含义，智能手机可以发布语音命令。使用软件对上万条信息进行检索和整合，可以实现软件识别肿瘤技术。

毫无疑问：像互联网一样，智能机器可以改变经济、商业和社会。自我学习型机器最重要和最大的应用领域是医学领域。因为机器可以做人类不能做的事情：整合所有的生物信息数据，基因分析数据，传感器数据和疾病历史，这些都是一个人类医生不能做到的。

几年前这种机器不可能存在。但是现在在洛杉矶的医院，10 000 名儿童病人的数据可以经过算法分析得出诊断建议。软件可以对比上千张 X 线图片找到人眼观察不到的恶性病变。算法系统可以提前预知像禽流感这类传染性疾病的传播路径。计算机模型可以识别和模拟细胞间交流过程以及流感病原体的传播方式。塞巴斯蒂安·特龙和他的研究团队在斯坦福大学的实验室里研发了一个浴缸，当人们每次泡澡的时候，这种浴缸就可以用超声波对其全身进行扫描，从而寻找肿瘤和囊肿，人工智能对超声波感应器进行分析，从而自动识别可疑病变。人们已经利用这项技术实现了早期诊断肾癌和胰腺癌，这两种癌症的早期诊断使其治愈概率更大。

人工智能技术大爆发还只是开始，2017 年的新闻是这样写道的：可以训练机器写出巴赫的礼赞乐，通过继续学习还可以写出自己风格的古典音乐。软件可以实现唇语识别

93.4%的准确率，相比之下人类的最高纪录也只有50%。中国的科学家推出了一项只通过面部信息就能识别出犯罪嫌疑人的程序，这种机器可以通过人的外表对其进行社会分类。

这些智能的、一直自我学习的计算机系统主要是通过一种名为深度学习的计算机科学技术实现的。计算机工程师一直在尝试，让计算机设备在不需要提前编写程序的情况下就自己去执行任务——机器学习。深度学习的理念是，让电脑使用一种"人造神经"去模仿人脑的工作机制。复习可以加强人脑的记忆连接，人脑的突触在反复使用的情况下会得到强化。数字化世界里，科学家用数学算法模仿人脑的学习过程。和人脑的工作机制一样，不同的软件层会相互叠加，数据从上一层传到下一层，这就是所谓的人工智能深度学习。彼此叠加的数据层越多，这种"人工神经网络"就越密。谷歌现在已经掌握了重叠几十个数据层的技术了。

深度学习的理念已经存在了几十年了，只是一直以来缺少计算力。特龙说，"20世纪90年代我在写博士论文的时候，当时我们只能用100个人工智能神经元构建人工智能神经网络，现在我们可以用100 000个神经元构建了"。不久或许还能用1000万智能神经元构建人工智能神经网络。尽管如此，想要让机器拥有和人脑一样的计算力还很遥远，因为人脑有1 000亿个神经元。不过现在算法更新迭代的速度很快，以前的算法建立在明确的运行规则和人类提前架构的机器世界观基础上，现在的算法规则可以让机器持续学习至理解世界运行原理。

特龙这样解释道："仅仅让机器能够识别一条狗，以前的程序员需要为此编码上千条程序运行规则，写上无穷无尽的代码。他们给机器下达的指令是：识别生物必须有哺乳动物的嘴巴，不能是鸟类和昆虫的嘴巴，要有耳朵和尾巴，不能是鸟类的翅膀。"这种给机器写入代码规则的方式极其耗费时间，并且会出现很多错误。人类小孩学习辨认狗的方式是完全不同的。刚开始，小孩可能会把狼当做狗，但是他通过学习可以很快地分辨狗和狼的区别，并对不同种类的动物进行分类。深度学习算法类似：用大量的图片对机器进行训练，机器可以明白什么看起来是狗，什么看起来是狼。人工智能通过对比差异和范例，慢慢达到像小孩一样的识别程度。

根据相同的原理，在学习识别皮肤病变上，机器也不需要知道皮肤科医生医学院里学习的所有知识和规则，人们只需要给机器载入所有肿瘤图片以及特征。"我给计算机一些范例，那么计算机可能就像婴儿一样成长"，特龙说，"计算机具备自己制定规则的能力是计算机科学上的一场革命，或许在未来我们不需要学习任何编程规则，只需要给计算机展示正确范例就行了。"

深度学习让人可以用简单的程序把人工智能变成用处极大的工具。以前，人工智能只是专家和聪明人的专利。但是现在每个学计算机的大学生都可以参与到人工智能中去。技术巨头公司开发了很多免费软件，人们可以用这些软件在全世界进行编程。"我们想让人工智能民主化，"微软总裁纳德拉说，"我们这么努力地研究人工智能不是为了让计算机打败人类，而是想要制造一种生产工具，这项工具可以创造更多的就业岗位并解决人类经济和社会面临的紧迫难题。"

一位德国专家在深度学习革命中扮演了重要的角色——余根·施密特胡博，正如《纽约时报》描写的一样："如果人工智能觉醒了，那么余根·施密特胡博一定会被称为人工智能之父。"几乎每个人的口袋里都揣着余根·施密特胡博的论文。这位计算机工程师参与了深度学习算法的研究，这种算法可以在根本上推动智能手机的语音识别。很多以模式识别为基础的程序，例如自动泊车汽车程序或者X线自动识别技术，这些技术的实现都缺少不了谷歌公司的 LSTM 算法。

"很多人觉得人工智能产业是由美国人开创的，是由谷歌和 Facebook 这样的大集团创造的，其实人工智能的开发很多都可以追溯到德国人这儿。"施密特胡博边吃午餐边看着太平洋的海景说道。他现在正在美国长滩参加世界最大的人工智能大会，他的团队在机器人控制竞赛中获得了第一名。当施密特胡博在慕尼黑工业大学进行研究，并开发了 LSTM 算法测试版本的时候，1990 年就奠定了他在人工智能领域成功的基础。当时参与研究的大学生们现在都已经成了大学教授并且对人工智能的进步贡献了根本性的力量。"慕尼黑有很多天才。"施密特胡博用地道的慕尼黑口音说道。但是施密特胡博离开了慕尼黑，他现在是瑞士卢加诺 Dalle Molle 人工智能研究所的科学主任。

持续模仿人脑的机器能做的所有事情是什么？机器能做的事情的界限在哪里？机器和人脑拥有同等的运算能力会发生在 50 年后，100 年后还是在 1 000 年后？没有人敢去预测。"康拉德·楚泽[①] 逝世 75 年后我们把计算机的计算能力提高

---

① 康拉德·楚泽：德国工程师，计算机先驱，在 1941 年设计了图灵计算 Z3。

到了较小动物大脑的计算水平。"施密特胡博说。

未来的电脑会慢慢接近人脑，人类神经突触结构在物理上最接近未来的计算要求。施密特胡博的看法很实际：下一个 10 年计算机智能和机器人制造技术会相互交融，也就是说深度学习和机械制造会相互交融。人工智能专家认为，这对德国工业来说是一次很大的机遇，因为这两种专业的人才在德国最多。

但施密特胡博自己的目标还没有实现，他想要造一个通用的人工智能。这种通用人工智能不仅可以被训练来完成一项任务，而且还是一个什么问题都能解决的帮手，是一台可以习得各种能力的机器，并且可以在越来越多的职业领域中得到应用。每一次执行任务都会让这台机器更智能，更易习得新知识。为了制作一台这样的机器，施密特胡博和一些志趣相投的人成立了 Nnaisense，但是具体能否研发出这样一台机器还存在很多争议。施密特胡博非常乐观，因为很多年前他就已经在实验室里面得出了基本的理论，能否造出这样的万能机器或许只是时间问题。

一直以来机器都没有人类聪明，通常机器都是用来辅助人类工作的。在载入无穷无尽的数据后，计算机已经可以极其快速地重组基因序列、分析上百万张图片、储存上十万份病人档案，通过对海量数据的分析给医生提供诊断和治疗建议。由人工智能技术辅助的软件今天已经可以为病人推荐疗法和诊断建议，甚至可以提前预测病情。斯坦福大学的科学家们开发了一种人工智能软件，这个软件在识别心律失常方面做得比医生更好。计算机工程师还在测试一种深度学习算法，这种算法可以对不规律的心跳进行分析，判断出哪些心跳异常没有危险，哪些有可能导致心脏病。目前只能由心脏病学专家根据详细的检查来判断心律失常是否会威胁生命。当疑似患病的病人来到医生这儿的时候，医生首先要对他们进行很长时间的心电图检查。通过心电图给出的数据和一周不到的观察时间是很难确诊病情的。但是软件会在30秒内受到3 000份心率录音的训练，一项测试让机器和5名心脏病专家构成的专家组同时对300份心跳症状进行分析，哪些心跳是有问题的，另一组心脏病专家来检验诊断结果，得出的结论是：机器比医生诊断得更快更精准。

在诊断方面，经过学习的机器有着很大优势，机器能够快速比对历史数据的当前检查结果，从而对未来病情走向给出更加精准的预判。医院里的智能软件持续48小时工作，并且为病人是否受到心脏停止跳动的威胁给出精准的判断。一个由计算机工程师和医学专家共同研发的最新人工智能系统可以比医生更早识别儿童是否患有自闭症。医生在大多数情况下只能对两周岁的小孩进行诊断。但是机器可以从6个月大的婴儿的脑电图中识别出与自闭症基因有关的性状。

医学家们也认为计算机可以帮忙开发新药。新药新疗法的研发难度巨大，科学家们要对数不完的分子和化学组合变体进行测试。许多创业公司开发了一套人工智能系统，这套系统可以找寻新的分子结构并不停地对其变体进行上百万次运算。如何综合阿司匹林和布洛芬的优点？如何找到制药公司还没有研发出来的治疗罕见疾病的药物？Mayo医院和人工智能专家们一起成立了一家创业公司来解决这些问题。

美国国防部也曾对人工智能是否能够帮助医生研发出乳腺癌新疗法进行了研究，其数据库中有13 600份样本数据专门提供给Berg Health公司来找到治疗乳腺癌的药物有效成分。Berg Health公司建立了一个人工智能平台，在这个平台上，乳腺癌样本可以和所有病人的医学数据进行比对分析，对基因和蛋白质分析数据也会上传到该平台上。人工智能软件会在十多亿个数据点中找到一个模型，这个模型可以判断出乳腺癌的显著标志，这能为药物研发带来突破。

有很多案例证实了机器是可以在某些医学领域"碾压"医生的。医学家和计算机工程师，软件创新公司和大型制药集团之间，传统行业和新兴行业之间的合作越来越频繁。例如：德国的传统公司 Merck，这家前身是药店的公司 1668 年成立于达姆斯达特，现在与 Palantir 公司合作得非常紧密，Palantir 是 2004 年成立于硅谷的擅长大数据分析的公司，曾参与美国国家安全局追踪行动的数据分析。

这家公司距离斯坦福大学只有几百米，位于一栋其貌不扬的实用性建筑里，这栋建筑的入口处没有公司招牌，取而代之的是安全闸门和一面美国国旗。"我们想要有效地实行民主，首要目标就是反对公司景点化。现在我们还在寻求新的挑战。"Palantir 公司的联合创始人亚历山大·卡普说。卡普在法兰克福度过了"深刻的几年"，凭借《现实生活中的侵略》获得了博士学位，他说着流利的德语，调侃自己之前是一位"新马克思主义者"。Palantir 公司市值 10 亿美元，可以自己挑选客户。"我们想要改善人类的处境且只和拥有这种目标的研究所合作。"卡普说道。Merck 公司的总裁斯塔芬·奥斯曼在和卡普在慕尼黑机场见面时说道："你真是傲慢，但是很有趣。"他们彼此欣赏，这十分罕见，在他们"初次约会"时，奥斯曼是一位穿着塞好口袋巾细条纹西装的动物医学家博士，卡普是一位穿着牛仔裤T恤衫的哲学博士。

"我们正处于一场医学历史上从未出现过的彻底变革开端。"奥斯曼边说边在Palantir总部狭窄冰冷的会议室里巨大的黑板上画着曲线：随着时间的推移，癌症病人的生还人数迅速递减。在过去，进行化疗的癌症病人大部分都死亡了，但是免疫肿瘤学改变了这种现状，它治愈了很多癌症病人，使得这条曲线在到达横轴的时候变得平缓。不过，怎样能使更多的癌症病人康复呢？这个问题的构成十分复杂。为什么新药在病人身上有些有效、有些无效？哪些生物因素是医生看不到的？这些问题的答案都埋藏在数据的极深处，很难挖掘，从海底捞针或许都比回答这些问题更容易。因为研究员在捞针的时候至少提前知道了针长什么样。这些问题或许可以通过Palantir公司的智能算法解决，就像这家公司曾经可以找到恐怖分子一样。用同样的技术对疾病进行"间谍调查"或者可以为癌症治疗带来一次革命。

除了Palantir，很多IT企业也在机器医疗这个新行业里进行投资，因为数据是IT公司的核心竞争力。互联网行业开山鼻祖 IBM 第一个开始了对机器医疗的投资。这家传奇的技术公司在 21 世纪初就已经开始了对名为 Watson 新型超级计算机项目的研发工作。当 IBM 开发的学习系统在美国电视节目《危险边缘》中打败冠军的时候，这家公司开发的机器学习系统首次引起了全世界的注意。但 Watson 在商业上的首次应用完全不是游戏这么简单：它为肿瘤学家研发抗癌新疗法提供了技术支持。IBM 的专家们和纽约斯隆-凯特琳癌症中心①的医生们一起对 Watson 进行训练，通过对上千篇个性化医疗的专业文章的分析和临床研究数据的挖掘，让 Watson 为癌症患者做出精准的治疗计划。同时研发人员想要让 Watson 至少在一项研究中可以比医学专家更快更详尽地对大脑肿瘤的基因做出分析。机器的广泛应用有如下意义：基因分析可以解开很多肿瘤学的秘密，缩短提出诊断方法的时间，那些参与过跨学科委员会的医生们，从分析每位病人的肿瘤信息到给出相应的诊断方案往往需要花费几个小时的时间。

目前 Watson 在十几所医院进行试点，看 IBM 系统是否能帮助医生诊断。德国的 Rhön-Klinikum AG 是 Watson 试点的第十一所医院。2016 年以来，两家公司的医学和技术专家

---

① 斯隆-凯特琳癌症中心是世界上历史最悠久、规模最大的私立癌症中心。

在马尔堡大学的"罕见稀有疾病研究中心"由对 Watson 的功能进行了深度测试并给 Watson 载入了医学专业知识，为自己提供了最理想的检测设备。"Watson 奏效了，测试的第一个阶段进行得比较顺利，"Rhön-Klinikum AG 的医学主任贝尔恩德·格里芬教授说道，"我们现在能够从大量的医学数据中建立专门的疾病的档案。在 Watson 对全世界的数据情况进行分析后，可以给出治疗病人最佳的建议。在通过后续进一步的临床测试之后，我们就能清楚地知道哪些范围可以将 Watson 这样的认知性辅助系统投入使用。"不过，Watson 并不是 IBM 在诊断病情方面的杀手锏，即使机器是附加给医生一种工具，但是机器还是在学习基础理论。

虽然 IBM 用它的 Watson 系统证明了 IBM 在人工智能领域的成功，但是从长远来看，人工智能世界还是由硅谷巨头公司主导。谷歌公司从本质上来说就是一个机器学习项目：谷歌收集和评估海量的数据，能够开发越来越智能的算法。"现在谷歌公司的产品似乎都基于这套算法"，拉里佩奇在谈到机器学习时说道，"当其他人还在怀疑人工智能技术的时候，我们已经有了很多这方面的经验，这些经验让我们的进步越来越大，甚至能让我们完成看似不可能的项目，例如精准翻译机。"

和谷歌公司的创始人的谈话很珍贵，佩奇花了很大的成本避免曝光。和斯蒂芬·乔布斯这位苹果公司的创始人不同的是，佩奇不是一个天生就具有非凡魅力的人。跟乔布斯完全相反。谷歌的创始人性格内向，在人群中会感到拘束不安，年轻的时候他是一个书呆子，一个被孤立的人。他总是用缓慢的语调说话，因为自身免疫性疾病使他的声音十分沙哑。他一点也不在乎谷歌公司总部四楼老板层的地位象征，他的办公室没有女秘书，没有名贵的家具和昂贵艺术品。办公室面积几乎不到 25 m^2，里面就只有一张简易的书桌，被磨花了的访客沙发和死一般的寂静。

但是与佩奇的会面可以让人感受到一种发散性极高的谈话氛围，能够感知他思想里面深刻和谷歌公司的企业战略。"人工智能的研究是过时了的，它是脱节的没有希望的——我从来没听见有人说过这样的话，谷歌一直在努力推动人工智能的发展。"佩奇说。现在全世界终于都进入了人工智能的研究领域。"5 年前我们可能也会这样，只不过比起现在缺少勇气。并且我们现在还只是刚开始。"佩奇强调，其实他不喜欢人工智能这个概念，"我更愿意说它是一种新型的智能。如果说计算机试图靠近真正的智能却不能真正达到智能，我们才可以使用人工智能这个定义。"佩奇说。

谷歌公司做了很多事情——铺一条真正的人工智能道路，进行了大量研究项目，花费了十多亿美元建立运营了众多部门和子公司。所以人们并不会对谷歌公司能够开发出深度学习软件并且领先世界感到意外。谷歌开发了一个名为TensorFlo的图书馆软件，这个软件完全免费，所有人都可以使用。相应的，谷歌公司还为这款软件专门开发了相应的硬件——首个人工智能芯片，芯片在加快智能机器运算速度的同时降低了机器的价格。佩奇在敦促研发进度："原则上我坚信，我们继续在这个方向上进步非常非常重要。因为我认为提高所有人生活质量和让世界变得更好，以这个理念为出发点具有巨大的潜力和价值。"

谷歌人工智能计划中心有一个命名为"谷歌大脑"（Google Brain）的部门。这个部门的任务和目标同样也体现在他们的口号里："让机器智能，改善人类生活。"谷歌大脑为最先锋的产业开发新的人工智能应用。"但是在所有可能的应用中有一类应用十分突出并且可以给全人类谋福祉——机器人工智能在医疗方面的运用，"谷歌的研究员说，"我们坚信，通过开发新的可以帮助医生更好诊断病人的技术机器，可以为医学带来转变。"

几年前谷歌公司收购了 Deepmind 这家创业公司，同时还吸纳了这家公司的顶尖人工智能研究员。作为谷歌公司的一部分，Deepmind 公司目前专注医学应用的开发，Deepmind 专门为此建立了子公司 Deepmind Health。此外，研究员们还在研究可以通过疾病历史和其检测结果提前对罕见疾病做出预警的人工智能系统。同时 Deepmind 还和英国国家健康服务中心一起合作：英国国家健康服务中心给 Deepmind 提供 160 万患者的数据。作为回报，人工智能专家要提供新的诊断经验，例如用机器生成癌症放射治疗计划。

病人在婴儿时期脸上就会出现异常：狭长的隆起呈帐篷形的上唇，宽鼻梁及宽眼间距。这些都是 Mabry 综合征（一种罕见基因疾病）的典型特征。但是很多具有这些病症的病人并没有及时确诊，因为即使相当有经验的专家也只见过这种疾病一两次。由于病人脸上特征不太明显，医生往往会忽略掉某些细节甚至进行错误的诊断。但是在计算机的帮助下这种误诊就不会再出现了。经过几年技术的发展，人工智能在人脸识别这方面已经做得非常好，甚至有时候人工智能比人类识别更准确。

"针对罕见遗传疾病，机器可以在只看见病人 25% 的部位的情况下就对病人的所患的疾病类型做出准确的判断。智能算法可以把正确率提高到85%。"彼得·克拉维茨教授说。他是遗传数据研究室主任及波恩大学的生物信息工程师，和德国柏林沙里泰医院的医生们一起对诸多人工智能及人脸识别功能的应用进行了研究。例如，对91名Mabry综合征病人进行诊断。"如果使用得当，技术可以打败所有的人类专家。"克拉维茨说。克拉维茨和柏林沙里泰医院的医生们使用的软件叫Face2Gene，是由来自波士顿的创业公司FDNA研发的。这家公司规模不大，只有十几位员工，公司地址也在郊区的工厂里。但这家公司的几位以色列创始人是人脸识别领域世界排名前五的专家。他们在2009年开发了第一套可以分析图片且通过人脸诸多关键特征点对人脸进行精准识别的算法。2012年，他们把算法原理卖给了Facebook的Face.com，自此，这些公司就开始利用这项技术对用户上传的照片进行识别。

在把算法卖给Face.com之后，这些以色列的工程师们继续对人脸识别进行研究，他们现在的研究重点是：人脸识别在医学领域的运用。"这是人工智能技术应用最有利润的领域。"FDNA的CEO德克尔·盖尔曼说。在新技术的支持下，人们可以用很低的成本对DNA进行快速的分析，基因的分析数据已经是医学诊断工具的标配了。但是没有机器的帮助人们是无法读海量的数据进行检索和分析的。对此，盖尔曼给出了解决方案：为遗传学家提供一个人工智能平台。根据盖尔曼的描述，FDNA 的科学顾问团队里面有 24 位顶尖的遗传学家提供咨询支持，全世界约有 4 000 位医生已经在使用 Face2Gene。医生们对机器协助非常感兴趣。因为依据现有的血液检测和基因分析技术还有 7 000 多种罕见遗传疾病不能诊断。

"通常，病人和病人家属需要经过漫长的医学检查才能得到确诊报告。"来自波恩的遗传学教授克拉维茨说。这些病人中大部分是儿童，在病情确诊之前，他们要分别经过 7 位医生耗时 7 年的检查。有的即使经过长时间的检查还不能确诊，即使确诊也不一定有有效的治疗方法。

医生们已经多次尝试通过病人的面部情况来判断疾病。但是这种诊断方法往往只有经验丰富的老医生能用，因为这些经验丰富的老医生已经面诊过很多的病人，见过了大量的病例。不过，即使是经验最丰富的医生最多也只见过 5 位患有罕见遗传疾病的病人。机器就不同了，它拥有海量的数据库可以识别几百上千种罕见遗传疾病的案例。并且这个数据库内的数据会越来越庞大，机器也会随之变得更加智能。每个使用过这个人工智能平台并且上传了新病例的人，也会促进机器学习。也就是说，数据越多，诊断的结果就越准确。

即使人工智能系统在背后有一套巨大算法，但是对于使用者来说使用这套系统并不难，就像操作普通的 App 一样简单。医生可以十分方便地将 Fece2Gene 下载到智能手机上，将患者的图片上传到 Fece2Gene 上，随后算法对面部进行分析，将分析得来的面部信息与系统内部的疾病图片进行比对，生成一列配有疾病特征对比图的结果和诊断建议。Fece2Gene 还能把患者照片叠在患有相应综合征的典型面部上，标出病人患病的标志特征。

强大的运算能力也可以让机器发挥意想不到的作用。在硅谷 Nasa 研究中心，走廊尽头的安全闸门后摆放着几个不显眼的黑箱子。箱子内部的温度接近 0 度，没有任何光亮和声音，因为只有在这种条件下量子力学才能发挥他的神秘作用。在量子力学的世界里一切都是不同的，并且 Google 和 Nasa 想用"量子计算机"发起一场不同寻常的电脑革命。量子计算机运算次数比传统的计算机多上百万。参与研究的科学家们认为，量子计算机的发明可以带来巨大的可能性——智能机器，它可以令有害的氧化物直接在大气层过滤，它还能实现通往火星的宇宙飞行，甚至还能用来破解人类生物学密码。

但是真的可以开发出量子计算机吗？美国航天局和互联网集团从几年前就开始将数据传播和物理学专家召集在一起来研发量子计算机的界面。1939 年就有科学家们开始对航空物质和技术进行实验。"这次项目成功奏效了。"谷歌量子人工智能实验室主任哈特穆特·尼文说。经过多次基础测试后，研究员们有望建立一个量子计算机时代，在量子计算机的帮助下，很多之前不能解决的问题都有了可能的解决方案。尼文来自亚琛，在波鸿鲁尔大学的神经计算机科学学院获得博士学位。与身边穿西装打着领带的同事相比，这位德国工程师看起来更像是克罗伊茨贝格的舞台主持人，他穿着黑色的摇滚 T 恤，脚上穿着银色的运动鞋和破洞牛仔裤，但这并不妨碍尼文成为硅谷最聪明的科学家之一。尼文已经在亚原子量子力学领域进行了多年的研究，这个领域对于最聪明的科学家来说也极其复杂，因为量子力学里完全对立的事物可以共存，即肯定和否定共存。一个世界，物理学家埃尔温·薛定谔进行了一项著名思维实验，该实验表明，量子力学世界里的一只猫，其生死可以同时存在。专家们认为，人们还需要几十年的时间来研发量子电脑，电脑指令"0 和 1"在这台电脑上可以同时存在，彼此交叠。

尼文从量子计算机的思想领袖兼传奇物理学家理查德·费曼那里得知，传统的计算机绝对不可能构建出世界的复杂性。因为量子物理学是一套能够诠释自然的系统，想要操控大自然必须要有一台量子计算机。Nasa和谷歌的科学家们想要造出一种不需要人类的飞行员来操纵的飞机，也想要造出一种由智能机器生产比传统电池蓄电力强上百倍的新型电池。

这种万能机器的核心就是量子芯片，它的大小不及指甲盖，隐藏在缠绕着电缆、金属板和导电体的深处。简单来说整个流程是这样的：位于中心的量子位（qubit）会发生纠缠，大量的量子位彼此交叠，就可以实现超高速运算，这种超高速运算能力可以解决目前最大的超级计算机所不能解决的诸多难题。

第一个芯片不是由Nasa和谷歌自己研发的，而是从一家名为D-Wave的加拿大公司购买的。此外在亚马孙创始人杰夫·贝佐斯和美国中央情报局（CIA）等投资公司的资助下，D-Wave从事了十多年量子计算机研发工作。D-Wave受到争议和物理学家的怀疑是必然的，量子的特性决定了实验上的模拟难度。但是谷歌和Nasa坚信，他们能够收集足够多的证据来证明量子计算机存在的可能性。在特定的实验条件下，研究员们发现量子计算机可以比传统的二进制电脑的运算速度快上亿次。"我现在处于非常初级的阶段，现在的情形就跟 50 年前研发传统电脑一样。"鲁帕克·比斯瓦斯说，他是技术探索主管兼 Nasa 超级计算部主管。"如果一切顺着我们的期待发展的话，世界将会产生变革。"比斯瓦斯说。

但是谷歌并不想在很大程度上依赖 D-Wave 的研究。"谷歌之所以开始雇佣物理学家和硬件专家就是为了独立开发一台属于谷歌自己的性能更好的量子电脑。"尼文说。将来量子计算机一定是可以解答所有问题的工具，掌握了这项技术的人就可以推动几乎所有的领域的发展。

无论未来几年哪条路可以成功，塞巴斯蒂安·特龙坚信机器可以赋予人类"超人的能力"。如同第一次技术革命让欧洲到美国的时间缩短为几个小时，越来越智能的机器会进一步开发人类的新潜力。人工智能可以帮我们把智商提高到 10 000。不需要整天坐在办公室里处理琐事的人类会变得更有创造力。未来可能会发明"会飞的咖啡""自己穿上身的衬衫"和"抗癌神奇新武器"。特龙说："机器可以解放全人类。"

第三章

技术巨头的袭击

为什么谷歌、苹果、微软、Facebook 会挤进医学领域

2013 年，当谷歌公司宣布，人们会在未来的几年里对医学进行革命时，制药公司老板和大学诊所的主治医生们哄堂大笑。搜索引擎能治疗流感？程序员们能够研究癌症？2009 年谷歌宣布，人们将会用自动驾驶汽车颠覆整个汽车行业时，也是同样遭到诽谤者和怀疑者大肆地嘲笑。这两个例子都表明，让人们接受"数字颠覆世界"这个概念十分困难。

很早之前，谷歌公司就开始对进行医学研究，并且对研究计划的细节严格保密。所以在第一年，"詹姆斯·邦德"是实验室里唯一能听到的口号。2015 年初，谷歌展示了他们新分公司总部。谷歌总部不远处山中的茂密树林里，隐藏着

一座镶满镜面玻璃的工业建筑，建筑内部的职工食堂装修别致，一座镀铬烟囱连接着屋顶和大理石地面，食堂的冰箱里装着香槟，实验人员正在用机械手臂进行着质谱研究。在一间由邦德公司研发部主管命名为"Q"的房间里，研究员们在显微镜背后忙碌着。

2017年秋天呈现出这样一番景象：谷歌总部以北大约40 km，由钢铁和绿色玻璃建成的五层方正建筑群在旧金山海湾蔓延开来，这些建筑和大学医院同等规模，不过它比大学医院看起来更加优雅，造价更加昂贵，因为它拥有着开放式的办公场地，以及防护玻璃安全门背后数不胜数的实验室和大厅耸立的玻璃墙面。2015年谷歌把这里改建成了母公司Alphabet和无数进行自动驾驶汽车及无人机等项目的子公司。

现在是一家名为Verily的独立公司在进行医学研究。在这家公司有1 000多名科学家，他们中的很多是生物学、医学、化学、物质科学、计算机科学、机械制造领域的佼佼者，正在对生物传感器，医学机器人，治疗糖尿病、癌症和抑郁症的药物研发等50多个项目进行研究。同时，不断有新的研究项目加入进来，不是所有的项目都可以加入，这些项目必须是有关技术、数据科学和健康的前沿项目。这家公司的研究项目非比寻常：在一个有人看守的实验室，每周由机器人养殖一百万只蚊子。这些蚊子不是一般的蚊子，而是无菌的、基因改造过的蚊子。在科学家们用无菌蚊子把现有的传播寨卡病毒蚊子种群替换后，位于加利福尼亚的弗雷斯诺里传播病毒的母蚊子的数量下降了68％。

Verily 的另一个项目正在进行。工程师们在一间没有窗户的工作室里为外科手术机器人拧紧螺丝，他们正在研发综合了机器人制造技术、人工智能技术和 VR 技术的全新的手术平台，这种新型的手术平台可以为所有的手术专家提供完备的解决方案。同时 Verily 公司还与英国制药巨头 GlaxoSmithKline 一起研发"生物药物"。Verily 为植入的微电脑来控制神经通路中的电流信号提供缩略图技术，首次用生物电子机器在激素类和炎症类疾病上进行试验。

Verily 的经理杰西卡说："我们并不是摸着石头过河，相反，我们目前有套明确的方案——最大限度发挥医疗数据的作用让人类过上更加健康的生活。"杰西卡是 Verily 的首席医生，也是全美顶尖的心脏病专科医生兼哈佛大学医学院的教授，她主导了麻省总医院的 2 000 次临床研究，是布列根和妇女医院遗传学部门主任，当然还是一位飞行员。她非常友好，当她谈论 Verily 的方案时一直大笑不停："我们建立一个全新的医学平台，是为了给数字医疗世界提供最基础的设施，从而用大量集成特定疾病图片的传感器传输的数据构成病人的数字模型。"

谷歌也在医疗领域进行了多年的研究，并且取得了一定的成果。除了谷歌，美国西海岸的那些大型技术集团们也在紧跟谷歌的步伐。亚马孙、Facebook、微软还有苹果公司都为全新的部门招纳了医生、化学家、生物学家。因为解开生物学的密码是硅谷下一个改变世界的创意点。疾病诊断根本上就是数据问题，所以一部分的疾病难题只有软件工程师才能解决。技术飞速地推动社会进步，计算机的运算力也呈爆炸式增长，强大运算力可以让人们十分方便地进行大数据运算。人工智能，这种神奇的武器让一切都变得很简单。人们花几百美元就可以让机器在短短几分钟内对基因进行排序，它能帮助科学家研发新药和理解细胞功能。没有人比技术公司更懂数据、机器、软件和算法。能够自我学习的机器在整个医学研究的田野里飞速"耕耘"，正如人们之前对资本的描述一样。这是硅谷独有的竞争力极强的工具。

当人们能够用日益强大的工具对健康进行研究，当医学可以技术化时世界会发生什么？美国国家支出总量的 20% 都流向了医疗系统，这是一个全球化的万亿级行业。"在这个行业里有巨大的机会。"苹果公司的总裁蒂姆·库克说。

于是，现在旧金山和西雅图的技术大集团都在进行癌症、阿尔茨海默病和帕金森综合征的研究。还在研发可以 24 小时持续分析心跳、胰岛素数据和血液数据的机器。此外还在从事医疗数据处理工作，例如，研发可以分析病人的信息、研究临床结果的机器。谷歌公司还邀请了世界顶尖肿瘤学家和神经学专家参加峰会对技术策略进行讨论。讨论内容分别是：如何从肿瘤活体细胞迅速取样从而制成癌细胞指纹，怎样能够让机器分析肿瘤内部免疫细胞的运作机制等。

苹果公司正在努力将苹果手表升级为全面的健康传感器。苹果手机应用商店已经上架了大量医学应用，不过苹果公司的野心远不止于此。他们正和斯坦福大学一起就苹果手表对于心跳异常的检测范围进行详细研究。美国食品药品监督管理局（FDA）也为苹果及其他的技术公司提供了很多的帮助。因为计步器应用和心率测量应用之间的差别十分巨大，因为医学应用要求的精确度非常高，如果用开发计步器的标准来制作心率测量 App，会让急诊室里挤满戴着苹果手表并且觉得自己得了心脏病的人。

iPhone 作为一款定价较高的智能手机，苹果手表是它的一个很好的附件。如果 iPhone 能够成为健康监测仪并且拯救生命，那么 iPhone 就会变成一种量产的必需品。"在全世界范围内，健康产业在经济上的占比一直很重。"苹果公司的首席执行官蒂姆·库克在 2017 年秋天接受《财富》杂志针对公司战略的采访时说。

同时，苹果公司还在研发医学数据测试应用，如将苹果手表用作糖尿病病人的葡萄糖监测仪。美国保险巨头 Aetna 正在和苹果公司一起计算数码传感器可以降低的健康医疗的花费。2015 年，苹果公司为健康类软件开发者提供了开发平台 ResearchKit，该平台可以为开发人员提供许多有价值的数据。目前开发人员已经开发了识别帕金森综合征、自闭症及面部可疑色斑的应用。

亚马孙公司也在医学研究领域进行了投资。公司名为"Codemen 1492"的健康部门里正在测试在线虚拟医生面诊技术，分析医疗数据从存储到云端到提取的过程。同时这家公司还在探索医药领域的最大可能性。亚马孙的分公司亚马孙网络服务是生物技术公司和生物技术研究实验室的数据计算中心，同时也是迅速量产的产品——DNA 分析技术的核心支柱。

Facebook 创始人马克·扎克伯格投资建立了"人类细胞地图"，这是一个估值 6 亿美元的研究中心，这个中心可以把人类的所有细胞进行分类，让研发新药成为可能。扎克伯格和他的儿科医生妻子普莉希拉·陈共同为新的治疗方法的研究投资 30 亿美元。"我们不相信不可能"，这是陈·扎克伯格生物中心的口号。这条标语粘贴在新研究中心的走廊旁，正对着对面的旧金山大学医院，十分醒目。生物中心的目标和脸书的目标一样国际化——"在我们的孩子还活着的时候，所有的疾病可以得到治愈，得到预防或者得到控制，这些愿望是过去一百年的人类不敢想象的，对我们来说，下一个一百年的唯一任务就是让所有的疾病得到控制。"扎克伯格说。

第一个完整的细胞地图会是一个强大的工具。目前医学院的学生接受的普遍医学知识是，人类一共有 300 种细胞，例如：脑细胞、血细胞、免疫系统 T 细胞等。生物中心的总裁和斯坦福大学的生物技术和物理学双学位教授斯蒂芬·夸克说："但是自然界还存在更多的细胞类型，多达 10 000 种。"

这位严肃的男士，头发半秃，目光狡黠，语速飞快且有说服力。夸克还发明了新型"微流自动化技术"，这种技术可以将单个的细胞分离出来用作基因分析。他还在研究上百万细胞的分子签名，未来，如果人们可以预先精确找出对治疗有反应的细胞，那么新药研发领域一定会出现一次飞跃。

夸克和他的同事们在斯坦福为 DNA 分析研发了一项重磅技术，这项技术有可以帮忙研发一种针对所有传染疾病的通用的诊断方法。新的 DNA 分析技术可以找到人类基因和疾病病原体之间的区别，医生可以在这种技术的帮助下，在病人青少年时期就对罕见的病毒感染做出诊断。生物中心的研究员下一步打算通过 DNA 分析技术研发新药，这种新的分析技术能够识别出细胞内部被病原体抢占的蛋白质。基因编辑技术可以通过抑制这种蛋白质的方式阻断疾病的产生。夸克说："此外还有大量诸如神经学、医学植入、基因工程、显微技术等一大堆值得投资的领域和创业点子，这些创意点一旦有一个成功，那么作为建立整个全新生物技术并且开创全新疗法的第一人一定会收获颇丰。"

正因为如此，硅谷的风投们在极力推动着医学研究，投资者们把大量的资金都投到了与健康和人类生物学沾边的创业公司和研究项目中。彼得·蒂尔，这位亿万富翁，在20世纪90年代凭借他技术方面举足轻重的地位成为了硅谷的名人，人们都认为他可以改变世界。同时他还创办了在线支付平台Paypal，是Facebook的天使投资人，给了扎克伯格第一笔创业资金。蒂尔正在用突破实验室（Breakout Labs）推动一个专门为"深度科学公司"设立的投资基金。深度科学公司是指那些专注于生物学革命性实验研究的公司，例如进行微生物基因和癌症研究的公司，这些公司每年都能拉到上百万美元的投资。

每年Breakout Labs都会在大会上展示受到投资基金资助的创业公司的进步，这个活动叫做"unbox"，翻译成汉语就是开箱的意思。2017年10月，在美国一幢工业复式楼的3楼，这层楼的层高接近12 m，配有铜制的吧台和可以看到旧金山至奥克兰海岸风景的露天阳台。在这里，16家公司的创始人在300位投资人、合作伙伴、科学家们面前展示各自公司目前的实验进展状况，比如说已经研发了可以收集生物传感器的数据，可编程纹身，或者已经找到了战胜抗生素的新方法。这次活动的重点是建立一个细胞驱动的未来世界，四家由蒂尔资助的公司介绍他们的合成生物学研究成果：EpiBone在实验室里通过病人的细胞来培育骨骼；Modern Meadow在试管内独立合成动物皮革。

当然，蒂尔并不是技术界唯一一个发现数字化和医学生物学交汇会带来巨大潜力的名人。前 Facebook 总裁和纳普斯特的创始人肖恩·帕克建立了一个以他的名字命名的癌症免疫治疗机构。机构成立时，帕克在好莱坞山上面积一万平方米的私人的土地上举办着大型舞会，晚宴上 Lady Gaga 为 1 000 多名宾客演唱歌曲，这是加利福尼亚技术亿万富翁常见的派头。帕克想要让这家机构与全美排名前六的肿瘤医院进行合作，其次还有斯坦福、加州大学洛杉矶分校和凯特琳癌症中心等每年治疗病人总数达到 50 万人的医院。他认为，所有的这些医院针对于抗癌方法的研究数据应该汇聚到统一的平台上，同时和数据库中所有的数据进行比对和分析。

硅谷的第一法则就是"跟着资金走"，跟着金钱的流向，就是为了明白创业的旅途通往哪里。那些投钱的风投人员掌握着硅谷的实际话语权，因为他们每年可以给新兴的公司投入上十亿美元。要是没有这些启动资金，谷歌、Facebook、苹果这些公司是不可能出现的。现在投资者们把注意力都聚集在生物技术领域，在这个领域建立了新的基金，建立了自己的部门，雇佣了拥有医学背景的新的合作伙伴。领头的风投公司就有 Andreessen Horowitz，一家在硅谷乃至世界上最有影响力的风投公司。

这家风投公司是由马克·安德森建立的，这家公司几十年以来一直是技术领域的意见领袖，还参与研发了世界上第一个互联网浏览器"网景"。安德森本人已经很久没有建立自己的公司了，而是参与决策谁可以获得 Andreessen Horowitz 的 10 亿美元投资，用大笔投资迅速跻身世界热门行业的创业潮流中。8 000 家创业公司每年都在申请这项资金，几乎来自所有领域的 4 000 家公司都参与讨论，Andreessen Horowitz 总部是一座拥有喷泉和人造小溪以及四处都是现代艺术的雅致别墅，入口处原子弹测试的照片迎接着来访的客人，这个照片不是随意挑选的，它彰显了 Andreessen Horowitz 在技术领域举足轻重的地位，同样也吸引了无数的顶尖经理人来这儿朝圣。

2015 年 Andreessen Horowitz 为生物技术公司专门建立了一个金额为 20 亿美元的基金。还是只是开始，这笔钱不会投给传统的生物技术和制药行业，而是投给可以解决生物难题的软件创业公司，维杰·潘德说，作为结构生物学的教授、计算机技术工程师的他主导了斯坦福大学的生物物理程序的研发进程，这次研发带来了 200 册学术刊物和大量的新药专利，使得生物学和医学可以在计算机层面实现。现在潘德在负责 Andreessen Horowitz 的生物技术投资项目，并且已经给研究癌症血液测试和纳米技术的创业公司投资了上百万美元。

在一个晴朗的午后，在 Andreessen Horowitz 总部阳台的一次谈话中，潘德谨慎理智地说："毫无疑问，我们现在还处于计算机技术和医学交汇处的生物学世纪的开端。人工智能和机器学习应该作为一种可以实现目标的工具，我们要投入比生物设计更多的努力（生物设计即生物编程）。"2017年底，在潘德的建议下，Andreessen Horowitz 给一家名为 Asimov 的创业公司的生物电脑芯片制作进行了投资，建立了一个生物电路。"这个生物电路很多方面跟微处理器的设计相似。"潘德说道。Asimov 在使用新的软件算法培育活性细胞，与微芯片的进程类似的是，生物电路会用和电子电路一样的编程语言来进行编程。潘德说："这种方法让我们可以用软件设计领域同样的工具和理念来设计生物世界。"

但是如果我们认为硅谷的先锋们在医学领域这些尝试只是受到了商业利益的鼓舞的话，那就想得太简单了。当然，医学数字化对技术巨头和创业公司来说是一门有着上十亿美元利润潜力的生意，除此之外，硅谷的精英们还受着改变世界这种信念的驱使。还有什么比对医学进行革命更有效的方式吗？享受全新技术的人类不仅仅能够更健康地生活而且还能延长寿命，进步和技术可以推动文明的进程，这是技术憧憬者最美的赞歌，它的说服力足以让任何形式的诋毁消失殆尽。

硅谷精神诞生于20世纪60年的反传统文化和在旧金山扎根颇深的嬉皮士运动。当时史蒂芬·乔布斯还生活在一个小镇，他的苹果公司联合创始人史蒂夫·沃尼亚克现在还在电视访谈节目里谈道："反传统文化在很大程度上影响了我，它让我永远想要成为改革的一份子，计算机在过去只是有钱人能够拥有的东西，我想要改变这种情况。"

20年，从混杂着"新时代乌托邦""极端资本主义"和"自我至上"的理念中诞生了一个新理念，那就是"加州意识形态"（The Californian Ideology），这个概念第一次出现，是在两位英国社会学家于20世纪90年代发表的《有关嬉皮士的自由灵魂和雅痞的企业进取心的研究》的论文上。这个原本遭到批判的文化马上被硅谷吸纳，并被当作人类进步运动的标志。

　　践行"加州意识形态"的谷歌公司有着全球独一无二的世界观。谷歌整个公司充斥了"10倍哲学"——每次的发展不能只满足于5倍的进步，而是要在质量速度和进步性上比上一次的发展要好10倍。每天谷歌的创始人拉里·佩奇都给他的经理们灌输公司理念：在通往实现伟大目标的路上不允许有一点点的倒退。谷歌公司的企业文化里有着"登月计划"这种大胆创新精神的深深烙印：即使某件事看起来很不可能，但是我们始终应该怀揣实现宏远目标的勇气和决心，就好比登月这件事情，20世纪60年代初肯尼迪总统并不看好这件事情，但是依然在20世纪末有了第一位成功登月的美国宇航员。和很多的硅谷名人一样，佩奇是个理想主义者，他是一个坚信人类社会一定会达到至善的理想主义改革者。这位谷歌的创始人不仅仅在为科学目标奋斗，还在诠释着社会。正是因为如此，谷歌在技术领域上取得的巨大的飞跃无人匹敌，并且是成为未来医学世界的领头羊。

　　谷歌的母公司Alphabet同样也为6家医药企业、Deepmind Health、数据研究和谷歌公司及Verily公司的图片里分析的用到的人工智能研究技术投入了上十亿美元的资金。对创新的渴望和对未来的乐观，所有的这些都交织成一股吸引世界人才的浪潮。谷歌公司吸纳了全世界在医院、制药公司、实验室内最顶尖的人才，甚至还挖来了前美国食品药品监督管理局局长。2017 年罗伯特·卡利夫从美国食品药品监督管理局调到了 Verily，准备在这里开始"一项新的任务"。他想要让电子信息技术成为一种能够为人们提供更好的保健和医疗系统的强大力量。经验丰富的心脏病学专家克里夫负责谷歌公司整个健康数据科学项目的研究。他希望，谷歌公司和硅谷的其他公司可以共同研发一个系统，这个系统可以给人类带来更加健康和有创造力的生活。

他的这种想法也把安得烈·康拉德吸引到了 Verily 公司，负责谷歌公司医学部门的工作。安得烈·康拉德，这位优秀的分子生物学家，1991 年建立了美国国家基因处，在这所机构里他研发出了检测 HIV 病毒的最新方法，除了降低了捐赠血液中的 HIV 病毒的检测过程的成本以外，他还让检测过程变得更加高效和精准。在康拉德把它卖给世界领先血液检测集团 LabCorp 并担任该集团总裁的之前，美国国家基因处是世界上最大的基因工程实验室之一。康拉德不像一位自然科学家，他有着和蔼可亲的面容，总是有着很多奇怪的点子，和很多硅谷名人的习惯一样，经常穿梭在 Birkenstock Sandalen 和 Cord House 的店面中（指虽然有钱但不追求奢侈品）。拉里·佩奇和谢尔盖·布林给了他建立谷歌集团的医学部门的特权，唯一的条件就是：对谷歌公司创始人提出的改变世界的雄心要足够大，要像实现登月计划一样笃定和自信。

短短的 3 年内，Verily 就发展壮大成了一个拥有大量生产线的生物技术大集团。拉德说，2000 年以来，医学一直是"反应的"不是"前摄的"，即一直是在当已经有某些事情发生了，比如说生病了，才会得到运用。但是在很多其他跟医学不一样的复杂系统中情况不是如此。汽车或者飞机有着上百个传感器，这些传感器一直不间断地在测量分析气压和发动机温度。一旦指标异常，就会出现提示警报，随后机械工程师就会赶在机器损坏之前马上处理。"但是当病人有严重疾病之后再使用医疗的手段进行干预，这个时候想要治愈疾病就太迟了。"康拉德说。

大多数癌症都是在晚期才被确诊，这个时候病人的生还概率就比早期要低很多。在这个现象的背后有一个根本性的问题，很多致病源在病人未出现疾病症状且没有感受到病痛的时候就已经形成。但是在致病源形成后的几个月，癌症才能得到诊断。

Verily 的经理坚信：我们只需使用生物学数据就可以改

变上面说的那种医学上的情况。意思就是：通过对个体的持续观察，分析身体产生的实时数据，就可以在身体功能出现异常的时候提前做出干预。

Verily 的首席医生杰西卡做出了一个示范：智能手表上的数码传感器可以得知手表的佩戴者爬楼梯回家使用了 45 秒，这种情况已经持续了 1 周，尽管他之前只需要 30 秒。另一个传感器可以得知人步行时人的重心是在不断变化的。通过存有电子信息档案病历的算法分析，可以得出结论：手表佩戴者爬楼梯时间变长是因为膝盖出现了磨损。杰西卡说："如果我们可以整合所有的这些数据信息并且做出预警然后给出预防措施，病人就可以避免一场膝盖手术。"这种传感器掌握人体的数据会越来越多，通过持续载入的数据可以紧接着合成一张人体健康状况的数字图像，这张图像可以反映机体的实时状况并给出预防建议。

但是建立一个"前摄的"的数字化医疗世界需要一些基础设施——收集数据的工具，进行数据分析的机器学习系统和承载数据的数据库。然后将所有的数据和研究都整合到一个平台上，不管这个项目是进行糖尿病识别研究还是进行抗癌疗法研发，各种不同的项目都可以在这个平台上进行。耗时长且计算量大的项目所需要的成本也很大，但是 Verily 和母公司 Alphabet 坚信，他们上十亿美元的投资一定会获得回报。

杰西卡说："这和我之前当医生的时候的工作内容有非常大的区别，在这儿总是需要一些新颖的东西，我们就是设计者本人。"谷歌的创始人认为："我们并不是想要开发某种新产品，而是想要研发一种启动一次就可以批量高效产生新产品机器——一种高效连轴转的利润机器。"

"谷歌标准"的项目可以奠定医学改革的基础：从 2017 年 4 月开始，Verily 公司就连同斯坦福大学和杜克大学为首个使用 21 世纪方法的基础研究项目收集数据。这次数据收集活动被称为"Projekt Baseline"：该活动收集了 10 000 个人 4 年的生物数据，包括基因数据、分子数据和心理数据。另外这 10 000 个人身上还安装了新的传感器和测量仪，这些设备可以 24 小时传输人体的数据。几乎每周医生都会对这些数据进行检测，这些数据包括血常规、微生物分析数据、X 线照片、CT 扫描图和磁共振图。

该项目旨在给人体的整个健康状况进行分类，了解并发现一些构成健康人体的基本数据。第二步就是用这些数值来对测量仪进行校对，他们要做的不只是研发能够尽可能多地收集和分析数据的传感器系统，传感器也必须受到身体功能的校对，在人体异常和正常偏差值之间进行分辨，从而可以判断出什么时候需要发出警报什么时候不需要。在机器方面这件事情是非常简单的："机械工程师很清楚地可以知道，一辆设定完美的奔驰汽车拥有哪些属性"，康拉德说，"但是目前没有人知道，处于不同年龄段的健康人体是什么样的"。如果没有一种有效的具体指标，那么传感器给出的预警要么太早要么太迟——可能最终会令诊所突然充满蜂拥过来的病人，这些病人会询问医生自己持续两周变快的心跳频率意味着什么。杰西卡说："研发一个明确的基准点可以让我们更好地理解病人从健康到患病的过程。"

所以 Verily 研发了首个医学测量工具——Study Watch。这款手表看起来跟苹果手表没有区别，不同的是它不可以接收电子邮件，但是这块手表会对手表内生物传感器和环境传感器发出的大量信号进行测量。这块手表还会给出心电图，测量皮肤抵抗能力和不同的机体活动。所有的数据会加密上传到云端服务器，然后这些数据会在云端进行特定的运算并且对机器进行训练。杰西卡把这套流程称为"下一代多维集成数据的助推剂"。

除了 Baseline 项目以外，Verily 还在很多不同的领域中进行着 Study Watch 和其他诸多新测量仪的开发。例如和波士顿专业医院合作中，他们给 1 000 名多发性硬化病人配备了可佩戴在手腕上的生物传感器，可以持续测量病人更倾向使用左边还是右边的身体，以及在光照和噪声等不同环境刺激下会引起机体哪些不同的反应。所有的这些测量数据，可以帮忙解释有些多发性硬化病人的患病时间更早且病情更严重的原因，针对这些情况，医生可以给出相应的治疗建议。被机器分析和归类的新的数据流可以在相当大的程度上帮助到医生。多发性硬化治疗医生塔努贾·奇尼斯说："借助这种技术人们可以在两年内让医学行业取得十年的进步。"

杰西卡说："传统的研究会把数据存储在不同的储存器中，研究报告通常只需要几周就可以生成。"但是 Verily 的软件可以每隔一分钟就把数据传输到 App 中。"数据会到达最深处。"杰西卡说。目前为止，单单是将上万名患者的数据写入就是一笔很大的工作量。Study Watch 进行量产后，让上百万用户佩戴这种传感器，手表上传的大数据是制药公司和大学研究院无法处理的，不过这对于一直使用机器进行大数据的谷歌分公司和一些互联网集团来说不是什么难事。杰西卡说："目前所有的人都在开始建立一个全新的基础设施。因为只有在经过分析并且已经建立数据分析模型的大数据之后才能令研究员和医生不受到冗杂数据的困扰。Verily公司不满足于使用现有的医学数据平台，于是我们将医学数据平台开放，希望能够建立一个共享的平台，和世界上所有的科学家们一起探索出一套更好的数据平台。"

这并不意味着Verily只想要成为为机器制造提供配件的供应商，这家公司要想改变世界。因为说到改变世界，谷歌公司一定会率先迈出步伐。Verily的研究员挑选了一系列项目就是想要自己证明，新的数字化医疗确实可以给社会巨大的贡献。一个从2015年就开始进行的样本项目，研究的不是抗癌也不是治疗阿尔茨海默病，而是在对精神障碍进行研究。"这是一个极具吸引力的领域，因为目前并没有针对精神障碍的明确测量工具。"杰西卡说。糖尿病可以通过血液指标诊断，流行性感冒可以根据炎症程度进行判断。一种测量不到任何数据的病情是很难对药物和治疗手段的有效性做出判断的。丙型病毒性肝炎就是一个例子，目前针对这种疾病没有有效的治疗手段。只有在医生能够测量出人体内的病毒含量，制药事业得以蓬勃发展才能建立在疗效可监测的基础上。

Verily 公司想要在精神疾病的检测方面取得类似的效果，即使整个研发过程十分困难。杰西卡说："我们不能确定一种治疗方法是否足以改善病人的状况。"如何能像找到抑郁症和焦虑症的检测点一样找到精神障碍的检测点呢？怎样在早期对病情进行诊断？精神疾病是最令人类束手无策的疾病，因为治疗周期长，病人会一直遭受这种疾病的折磨：躁狂抑郁症从确诊到治疗平均来说要经历 6 年的时间。治疗手段也只能在有限的部分起到缓解作用。在过去的 20 年间，因抑郁症和精神疾病自杀的人数上升了 50%。精神障碍疾病属于人类最难治愈的疾病之一。治疗这种疾病也需要花费极其高昂的医疗费用。

所以人们迫切需要一个能够传递的所有的信息疾病图。美国顶尖神经科学医生兼美国国家精神健康中心主任汤姆·英赛尔认为："刚好智能手机就是实时传输行为数据及行为数据变化信息最合适的载体。"他之所以 2015 年跳槽到 Verily，是因为他对精神健康领域的缓慢发展感到沮丧。他说："精神疾病总是根据一些综合征进行颇为宽泛的诊断，而不是以客观的实验室数据为基础。"英赛尔认为在技术产业有着比制药产业更多的机会。未来我们谈到医学研究，我们更多的是讨论苹果公司和 IBM 公司，而不是辉瑞（国际知名制药公司）。

智能手机一定是第一个收集抑郁症和精神疾病生物特征的工具，并且也是不可获取的重要工具。因为可以根据人们说话，移动的方式，回复短信和电话的频率来判断人们的精神状况。同时，不同的声音状态（包括说话的方式、语气、语言组织形式）也可以反映出很多信息。Verily 开发了一套可以识别和分析声音状况的算法，通过这套算法人们可以提早发现病人精神的异常，从而给出有针对性的治疗方案。进行这项研究的除了谷歌子公司 Verily 以外还有很多初创公司，这些公司还在研发能够诊断出抑郁症和其他精神疾病征兆的数字化工具。声音和语言分析系统在这项研究中起到了决定性的作用。有一家初创公司开发了一套可以在医院分析上百万病人来电并且进行自我学习的算法。

借助数字工具来识别抑郁症的征兆可以最终发展成为前摄性医学[①]，未来在医学上可以提前发现问题并给出谨慎有效且副作用小的治疗方法。要是病人的精神疾病在晚期才发现，就必须使用副作用较大的治疗手段进行长时间的治疗了，

---

① 前摄性行为：指遭遇困境时，反过来控制局面，而不被局面所牵制。

这对病人来说是二次伤害。如果可以在早期通过传感器给出的生物数据监测到病人精神方面的异常数据，就可以避免使用到副作用极大的治疗手段，病人在治疗期间的痛苦也会得到降低。

使用数据分析技术方法的专业门槛很高，一家公司不可能具备所有的专业知识，即使是在数据方面具有垄断性地位的谷歌母公司 Alphabet 也不例外。所以，一方面 Verily 开始为他们的研究项目在各个行业里寻找合作伙伴，例如制药公司或者电子公司。另一方面 Verily 遵循了著名电子集团的策略：尽可能早地去发现那些具有潜力的小公司，等到他们马上就要研发出成果的时候找准机会马上收购。为此，Verily 专门为有潜力的初创公司建立了一个"大学合作联盟"，一旦这个联盟中的公司数量达到 10 个，这些公司就能使用谷歌公司的总部作为办公场地，还能共享谷歌子公司的资源，例如使用子公司的实验室和测试设备。

相应地，Verily 可以第一时间接触到这些公司新研发的重量级产品。Verily 通过这种方式收购了很多公司，其中就有一家名为 Freenome 的公司，这家 2015 年才成立的生物技公司研发了一项在早期研究阶段就可以识别很多癌症种类，尤其是肺癌和乳腺癌的测试技术。同时，基于人工智能支持的算法，他们还可以分析血液测试样本中的遗传物质。硅谷的投资人在第一轮就已经给 Freenome 一个项目投了 6.5 亿，Freenome 的 CEO 是这样描述他们的项目的："通过机器学习，我们识别出了癌症早期的病变标志，这些病变跟传统的突变没有关系而是和无细胞结构的 DNA 的免疫性变化有关。"癌症研究评论家对这件事成功的可能性表示怀疑。但是 Verily 认为上亿美元的投资是值得的。

毫无疑问，大型的互联网技术公司正在参与医学和健康领域的研究。这些公司拥有数字化技术的绝对优势。亚马孙公司投资数额位居所有公司之首，谷歌母公司 Alphabet 在 2016 年投入了 1 400 亿美元，苹果公司和 Facebook 紧随其后。技术公司是世界上最有价值和潜力的公司。苹果、微软还有 Alphabet 分别储备了 2 500 亿、1 200 亿和 800 亿的现金流，这些足够用来收购世界领先的具有潜力的生物技术公司和制药巨头公司。此外，每年还有上十亿美元的风险投资投往硅谷。

硅谷一定会在世界范围内引起恐慌，因为硅谷在互联网行业具有垄断性的优势，同时硅谷也很有可能垄断人工智能行业。我们想硅谷再次主导医学领域吗？那些在规模上远赶不上硅谷的小型生物技术公司是否很难这个领域生存下来呢？打车应用科技公司 Uber 在两年时间内就获得了 160 亿欧元的风险投资，这是所有德国初创公司十年内获得投资额的总和。

但是 Uber 之所以能够占据创新改革的领先地位，不只是因为他们拥有大量资金，还因为他们具有无所畏惧的创新激情和对所有进步思想的不设限的果敢，这与传统的硅谷思维不谋而合：更快，更远，更高，永远不担心失败。Facebook 成立初期的口号——快速行动，破除陈规，是否在个性化医疗保健领域同样适用呢？

硅谷以北 1 000 km 的地方有着一家曾经改变过世界并且想要再次改变世界的公司。99 号大楼深处，在一间充满了显示器却没有窗户的房间里，伊凡·塔拉波夫正在对前列腺肿瘤 3D 图进行归类，在计算机 X 线成像技术的帮助下，放射疗法的精准性逐渐升级，伊凡·塔拉波夫旁边的医学信息工程的专家们正在对寨卡病毒等病毒源进行研究。这里跟铺满了病床的医院不同，没有医生也没有护士，走廊的墙壁上挂着比尔·盖茨的肖像画。99 号建筑，共 4 层，高宽均为 100 m，位于临近西雅图的冷杉林，它不是一个医院，而是微软的研究总部。上千位科学家每天都在这里进行新的研究项目，很多专家在研发新的商业模型，这些商业模型几乎跟Windows 系统、Word 和 Excel 无关，而是有关癌症、干细胞、疗法和药物。"医学上发生的巨大改变令人十分兴奋！"皮特·李说，他是研究主任，也是网络安全专业的教授和前美国国防部研究员。这位平日里冷静理智的信息工程师也压抑不住内心的激动，他说："多亏了数字化和科学的进步，现在正是对医学进行改革的时刻！"

Healthcare Next 是微软正在进行的医学项目，它主要负责整个医学系统的改组。为了推动医学研究以及为病人研发出更好的治疗方法，医生们配备了先进的设备，这些设备除了可以提高医生的工作效率以外，还可以节省病人的医疗支出和国家医疗保险的负担。同时，微软还在进行多个项目。其中一个项目是语音识别，它可以帮助医生在对病人进行诊断时通过语音让计算机同步记录诊断过程，无需后续再在计算机上手动记录病人病情。除了这些实用的项目外，还有一些具有野心的项目，这些项目想要开创性地在未来建立一套以基因诊断为基础的个性化医疗手段。微软的研究员们正打算用"癌症计算"项目达到用计算机战胜癌症的目的：新算法可以帮助医生们更加准确地理解病人疾病的根源，人工智能机器可以对病人进行完备的基因分析，智能匹配出相应的药物组合形式，新型计算机技术可以让人们像给电脑编程一样对细胞进行编程，最后破解生物细胞密码。

"如果我们掌控了癌症，那么癌症对于我们来说就是一种普通疾病，人类面临的医学大难题也就解决了。"与微软公司合作密切的英国剑桥大学教授贾斯明·费舍尔说。但是什么时候可以控制癌症呢？"我认为，有些癌症可以在5～10年内得到控制，我们将会有一个世纪不会受到癌症的骚扰。"她继续说道。这是痴人说梦，异想天开吗？"绝对不是，"英国剑桥微软实验室的主任，信息学教授，英国皇家学会研究员兼世界顶尖智能机器专家克里斯托夫·毕肖普说，"我觉得这对微软来说是一次大胆的尝试，因为他们在计算机科学上有着非常专业的知识和技能，而且抗癌问题的核心是计算机科学问题。"

微软的项目会受到人工智能技术进步的推动，"自从计算机发明以来，信息学发生了翻天覆地的变化，软件不一定非得要程序员才能开发，它可以通过数据学习自行开发，可能这听起来并没有什么了不起的，但是随着软件自动开发技术的逐渐成熟，我们生活的方方面面都会发生翻天覆地的变化。"毕肖普说。只不过目前我们面临的首要任务是找到让机器智能处理大数据的方法，精准对医疗事业进行改革。庞恩就专门负责这个项目的研究，他是微软的计算机工程师兼健康研究员。他常常说："医学是不确定的，但是人工智能可以把这种现状改变。"

庞恩主导了"汉诺威计划"，该项目旨在开发一个进行精准医学服务的人工智能。微软想要首先教会机器理解文本的含义，因为很多的医学知识都以文本为载体：几十亿页的学术文献囊括了生物学进程、机器治疗学和医学研究成果这些海量的信息。目前最大的数据库储存了2.7亿篇医学论文的电子文档。世界上有上千种已经公开的最新癌症研究的成果，庞恩说："紧跟所有学术动向的只有机器。"

微软建立了一个向所有人开放的互联网智能系统，医生们可以在搜索框输入蛋白质和药物的名称，随后软件就会针对输入的组合在数据库中梳理出所有有关这个组合的文献资料。软件不仅可以在短短几秒的时间内搜索大量的数据，还可以正确解析这些词条。

在未来，机器可以可以减轻医生研发个性疗法的难度。

基因分析技术在抗癌领域的个性化治疗方面可以起到很大的作用。但是，目前这项技术只有极少数具有经济承受能力的病人才负担得起，该项目还需要12名专家一起合作设计治疗计划，治疗计划的设计需要紧跟学术动向，尽管如此，个性化疗法技术还是不成熟。庞恩正在展示一位皮肤癌病人的照片，这位病人全身都布满了肿瘤，在经过个性化治疗后，下一张图片里病人身上的肿瘤几乎完全消失了，但是第三张图片上肿瘤又再次出现，这是在治疗后不久因突变产生的肿瘤。

越来越多的医生倾向于使用与癌症病状相适应的药物组合来治疗癌症，但是如何才能找到相应的药物组合呢？尤其在患者数量极其庞大且病情各不相同的情况下？目前抗癌有效成分已经有了200种，还有1 200多种药物还在临床开发阶段。仅仅由两种药物混合而成的复合药就有上万种组合方式，混合3种药物的复合药物有3 000万种组合方式。庞恩发现的瓶颈是：目前在制药行业里测试每个药物组合的方式是无效的，这个困难只能由机器克服。载有病人和癌症种类的遗传数据的智能软件，可以进行海量的医学数据检索，并且给出治疗建议，如哪种药物组合有最大的治愈疾病的概率。庞恩说："在机器的帮助下，那些原本需要几百年才能研究出来的新疗法，几个月的时间内就能被研发出来。"

　　微软公司目前正在和俄勒冈州奈特癌症中心进行"飞行员计划"。该中心的医生们已经进行了多年的白血病治疗药物组合的寻找工作。目前存在的药物可以有 11 236 种组合方式，其中有 102 种已经在过去的两年时间里进行过测试了。在微软的机器对剩下的 10 000 多种组合检索后，机器给肿瘤专家提供了多种药物组合建议，与此同时，专家们正在对这些建议组合进行积极的测试。对微软来说，这可能是人机合作改变整个医学界药物使用瓶颈的新纪元。庞恩说："我们的目标是开发可以提供医药咨询的机器，这些机器不仅可以通过分析所有数据为专家提供建议，还能根据人类的反馈进行自我学习和升级。"

　　"微软的经理总是强调，他们要做的不是用机器取代医生，机器应该是消除那些枯燥的工作并且减少工作的负担。"微软人工智能以色列分公司的专家哈德·比特兰说。她部门开发了一个"虚拟健康助理"来跟病人进行沟通，目前这个"虚拟健康助理"已经在很多医院进行了试点。病人可以在医院的网站上进行投诉，但回复他们的不是医院的护士而是计算机。机器载有所有的记录并且可以随时调取数据库内的医学数据。

下面是测试的流程：

"我的腿很疼。"病人写道。

机器发送一张腿部的图片并且询问："哪个部位？"

"在小腿肚这里。"

"疼痛等级为 1～7 中哪个等级？"

"7。"

"什么时候开始疼的？"

"星期天。"

"您是否进行过长途飞行呢？"

"是的。"

"您是否觉得胸闷气短？"

"是的。"

接着，机器根据该病人之前的记录如："您是否怀孕？""您是否吸烟？""您是否在体育活动中受过伤？"最终给出确诊建议："您可能患有血栓，马上为您转接门诊。"随后给病人发送就诊编号，病人的所有信息将会被转发给医生，由家庭医生开具的病人电子档案也可以由病人同时附上。

获得的个人数据越多，虚拟健康助理服务的体验感就会越好。包含病人所有医疗档案和日益庞大的临床研究数据的基因分析数据推动医学是未来医学基础。

微软开发了一个在线应用，名为"Healthvalue"，它是一个健康保险柜，会把所有的敏感的医学数据上传到云端的医学数据中心。这些数据既可以是医生的诊断报告，也可以是智能手表上的计步数据。医生和保险公司可以根据需求获取这些数据。谷歌和亚马孙也开发了类似的应用。这些技术集团可以对那些在他们公司存储了照片和电子邮件的病人进行确认，为他们存储X线照片，便利地为病人筛选出核心信息。

尽管谷歌公司和Facebook一直被痛斥为收集用户信息的"八爪鱼"，但是他们的用户数量不减反增。这两家公司一直从数据保护和滥用信息经历中吸取教训。到目前为止，世界上在数据保护方面没有比他们做得更好的公司。微软的研究主管皮特·李说："我们坚信两点：用户应该拥有自己的医疗数据，且他们可以自由地支配和使用他们的数据。"

不过谁想把自己的整个人生交到一家公司的手上呢？要是这家公司的账户遭到了黑客的袭击怎么办？数据的后台是怎么运作的？Verily、微软和其他技术集团们追随的基于数据的前摄医学模型，可能对我们的个人隐私数据具有潜在威胁。

2015 年，黑客对全美 7 900 万病人数据进行了袭击。特蕾莎·佩顿，前白宫首席信息官员，现任 Fortalice 公司信息安保部长，她预言道："健康数据和医学数据将会成为黑客的主要目标，医学数据保密技术会不会加强呢？"

只有当医生们拥有调取所有数据的权力，当智能机器载入了足量的信息，当数据可以源源不断地供应，技术医学才能带来新药研发、个性化医疗和健康的人类生活。

技术集团一直以来就有一个很大的愿望，皮特·李说："我们很有野心，计算机程序具备将人类生物学软件化的潜力并且以此改造人类的 DNA。"微软专门开辟了一个部门来对此进行研发。英国剑桥的"生物计算小组"也同意生物学的进程最终会变成计算机编程的过程。会给计算机编程的人能给细胞编程吗？斯坦福大学的研究员们已经成功对正常的细胞进行编程重组了，微软正在想办法将这个过程精细化，一旦这个过程成功将会带来巨大的成果——人们可以研发一种不需要依赖胚胎的干细胞疗法，这种干细胞疗法的好处是不会带来伦理上的争议。除了干细胞疗法，其他新型的疗法也有望研发。

微软的研究员们很肯定：如果他们可以知道细胞决定机制，知道算法的奏效原理，他们就能发明一套编程语言来控制细胞，可能最后会研发有一种能够识别癌细胞且让癌细胞自灭的 DNA 分子计算机。

毕肖普说："医疗系统不堪重负，很多方法都是无效的，我们需要新的方法，数据驱动的健康行业的时机已经成熟。"技术公司的策划者们并不知道何时他们的期盼可以实现，但他们都相信，未来等待他们的一定是个新纪元。

第四章

遗传学时代
我们如何通过控制 DNA 来构建一个更好更健康的人类
社会

2011 年春天，乔布斯逝世了，一种罕见的胰腺癌让他
几乎没有治疗的希望。但是这位苹果公司的创始人，这位先
知和未来学家并不想放弃，一直在尝试着攻破这个几乎无解
的技术难题。直到生命的最后一刻，这位对人类医学有所贡
献的专家还在钻研生物学。尽管有很多顶尖的专家学者的协
助，他依然亲自为每一次阶段性的治疗方法研究做出决定。
癌症属于遗传疾病，所以他专门研究基因，同时，基因也是
解开遗传密码的生物信息的基石。把 DNA 数字化成一条条
简约优雅的"代码"，在未来，人类马上就能像编码应用程
序一样编码 DNA。这就是他一直进行的"尖端研究（cutting

adge）"。

DNA 的四种碱基序列（A G C T）的排序蕴含生物体所有的遗传信息，并且还能指导蛋白质的合成，蛋白质是一种决定生物基本性状和生物功能的复杂分子结构。每一段能够指导蛋白质合成的 DNA 序列就是基因。根据功能分类，人体拥有各种基因类型。有的基因只需要 1 000 个 DNA 序列即可构成，而有些基因则需要上百万个 DNA 序列。人类一共拥有 21 000 ～ 23 000 种基因。这些基因组构成了整个人体，当然也决定了人体的性状和功能。人体生物学的所有信息密码都蕴藏在这 20 亿个 DNA 序列中。

如果人们能够解开每个序列的密码并且摸清 DNA 的排列规律，就能对每个生物个体有一个彻底的了解。

乔布斯决定让人对他的细胞基因和肿瘤细胞基因进行排序。这项工作需要大量运算，在海量数据中进行研究。即使在生物信息分析机器和超级计算机的帮助下，这项冗长、烦琐的计算工作也持续了一个多星期，同时还花费了 10 万美元。哈佛大学、麻省理工大学和斯坦福大学的专家们对乔布斯的基因进行解密，想要在遗传学的基础上研发出一种先进的、能在分子层面做到个性化定制的药物。可惜的是，即使科学家们付出了巨大的努力，治愈他所患胰腺癌的希望还是很渺茫。

先行者乔布斯看到了技术的潜力，他十分清楚"比特"和代码意味着什么。同样，他也明白基因和生物学语言在未来意味着什么。他说："我如果不是第一个逃脱癌症的人，就会是最后一个死于癌症的人。"是的，乔布斯没有逃过癌症的魔爪。但是，他会不会是 21 世纪癌症的最后牺牲者呢？

2011 年，乔布斯第一次请人分析他的癌症，当时基因序列分析和基因突变识别技术才发明不到几年。乔布斯是当年分析肿瘤细胞基因和正常细胞基因的第一人。这件事引起了轰动。但是随着科技的飞速发展，今天这些技术已经十分普遍了。

现在，上百万组基因序列可以在几分钟内完成分析。整个人体的基因分析只需要一天，成本 500 欧元。随着计算机的普及及其计算能力的成倍升级，信息技术在几十年内已经发展成了一种可以批量生产的商品。同时，计算机芯片的价格在减半，基因分析技术则以 5 倍的速度飞速发展着。现在基因分析技术的价格和血常规价格差不多，之前基因分析只是百万富翁的专属，现在寻常百姓也能在医院享受了。

最新的 DNA 排序仪的价格只需要 500 美元。该仪器可以外连任何笔记本电脑。最新的纳米基因排序技术的原理大概是：将附有可以识别出的碱性物质的纳米感应器穿过一个极其微小的孔洞后将其印在细胞膜上。同时，速度猛增的计算机运算能力和基于机器学习系统和 AI 智能软件也加速了 DNA 排序技术普及。现在，每家生物技术公司和大学医院已经把基因分析技术作为了日常工具。许多大型研究项目组都通过数据库中的基因测试信息，寻找癌症、糖尿病和心脏病等所有疾病的遗传学背景。研究员们会对刚出生的婴儿进行声音识别检测，通过这种方式，医生们可以尽早辨别出这些婴儿潜在的疾病征兆。美国的药妆店有了第一个名为"lifestyle"的产品，该产品可以提供基因快速检测服务，通过这项服务人们不仅可以得知自己的基因信息还能知道自己得肥胖症的概率。不到 10 年的时间，基因分析技术在日常生活中的应用就已经十分广泛。但是，为什么这项技术可以如此快速的来到我们身边？未来这项技术还可以发展到什么程度呢？

几十年的研究奠定了这项技术快速发展的基础。1953 年，由美国人沃森、英国人克里克和威尔金斯发现的 DNA 双螺旋分子结构成为了基因分析技术进步的关键节点。20 世纪 70 年代，英国的生物学家弗雷德里克·桑格提出了快速测定脱氧核糖核酸（DNA）序列的技术的"双去氧终止法"（又称"桑格法"），并于 1980 年与另外两名科学家共享诺贝尔化学奖。

基因测序的首次成功使得科学迅速发展，同时基因测序技术也成为那个时代的最伟大的项目，直到现在，这项技术还在为现代科学发展提供思路。人类基因组计划（HGP）打算在 2005 年将人体的 2.5 万多个基因的密码全部解开，并且绘制出人类基因图谱。美国、德国、日本、法国、加拿大、英国和中国的 20 多所实验室及高校的科学家们已经进行了 13 年的解密人体基因密码工作。2003 年，人类基因组计划的测序工作终于完成。项目花费了约 30 亿美元，这些钱全部由政府和研究员们提供。1998 年加利福尼亚遗传学家克莱格·文特尔也同步进行了人类基因组计划，只不过他进行的是私人研究。因为 Cerela Genomics 生物技术公司想要先于国家项目并且使用更低的成本完成解密人体基因密码工作。但是，或许只有在克莱格·文特尔能够获取人类基因组计划数据的情况下这个目标才能实现。

人类基因的首次测序开启了一扇新的科学大门，给生物技术公司带来了相当可观的有用资源——有关人类基因结构、组织形式和功能的详细信息，这些信息的实操指南和定向控制遗传信息的能力。

人们的希望被点燃了。如果我们可以解读基因，或者明白生物学的具体发展原理，那么我们就具备了消除错误基因的可能性。不像传统疗法是在后果产生了以后再去应对治疗，基因疗法是直接在源头上解决问题。如果可以精确了解每个分子信息，就能识别各个导致遗传疾病的突变基因。

20世纪60年代完成了首次基因疗法试验。美国食品药品监督管理局（FDA）把基因治疗定义为：用导入靶细胞的外源正常基因来纠正或补偿有缺陷的异常基因，从而达到治疗目的。上十亿个经过基因修改的病毒装有特定的DNA序列，在植入人体之后可以发出新的细胞指令。这种技术简化了实验过程的复杂性，对研究员和制药人员来说无疑是一个好消息。一项新技术，即使它还不太成熟，但是其潜力是巨大的，能带来新的创业契机。

20世纪90年代的互联网大繁荣以新经济的崩溃收场，

因为新技术的普及还有几十年的路要走，但是新经济太依赖新技术。同时，1999 年，因 18 岁的杰西·盖尔辛格的基因治疗实验的失败，突然浇灭了科学家们基因药物研发的雄心壮志，这位患有肝病的少年生前病情并不严重，本来基因治疗药物可以控制他的病情，但是在他自愿进行专门针对病危患者的基因治疗测试后，实验的失败令这位少年离世。

这次失败引起了全社会对科学家急功近利的强烈批评，《纽约时报》以一篇题为"杰西·盖尔辛格基因技术之死"的文章强烈谴责这次实验。基因治疗从希望的神坛上迅速跌落。

拿互联网的数字化技术举例：1999 年发明智能手机是不可能的，但这并不意味着 10 年后依然不能发明。基因治疗也一样需要时间的沉淀。过去几年，遗传学的快速发展完美印证了硅谷强调的"融合"口号。不同的技术研究领域知识的融合不仅可以带来发展上的巨大飞跃，还能为科学家们开辟研究新维度。融合不是简单的物理堆积，诸多知识之间的化学反应，真正可以实现 1+1>2。基因技术是一个巨大的数据工程，它需要处理海量信息。很明显，10 年前实现这种技术是不可能的，因为当时计算机运算力不足以支撑如此庞大的运算量。现在我们已经迈出第一步了，花费 10 美元在 1 小时之内可以对基因进行测序，随后在测序技术的帮助下，研究员们收集和整合源源不断的新知识，最后由智能机器对这些知识进行处理和加工。不久的将来，我们的进步幅度会越来越大，速度也会越来越快。"10 年来只有博士项目才有资格对蛋白质进行研究，现在的我们只需要 1 小时就可以轻轻松松地对基因进行测序。计算机惊人的运算能力和其对海量数据的编辑分析能力改变了各行各业。"德国拜耳制药的创意总监卡迈勒·马利克说。

基因疗法现在似乎能够像苹果手机（iPhone）一样带来奇迹。刚开始基因疗法的技术尚未成熟，但是凭借这项技术已经让人能够跨上世界舞台了。5 年后，欧洲和美国审批通过了大量的基因治疗药物。每年有大批的药物在等待审批。临床试验也在全世界范围内紧锣密鼓地进行。仅仅在美国，专家们就对病人进行了 500 多次临床研究。2016 年，意大利的医生发表报告称，他们已经治愈了 18 名因缺乏腺苷脱氨酶而患有免疫疾病绝症的儿童。由于基因缺陷，这些儿童的体内缺少一种酶，这导致了他们无法合成白细胞。米兰的医生们取出他们的骨髓，在骨髓细胞中嵌入负责制造该酶的基因，最后再把骨髓细胞注射到儿童的体内。研究员们还和 Glaxo

制药公司一起研发一种名为 Strimvelis 的基因治疗药物。该药每次使用的费用是 594 000 欧元，保证有效，如果该药物没有治愈病人，594 000 欧元全额返还。

美国一家在 2013 年才成立的名为 Spark Therapeutics 生物技术初创公司，获得了两项基因治疗计划的授权。第一项基因治疗，研究一种目前为止几乎无法治愈的盲症的根本原因。患有该病的病人有的在成年之后，有的在童年时期甚至是在出生的时候就有视力障碍。基因疗法不能完全保证病人可以恢复和常人一样的视力，但是可以保证病人具有法律上认可的视力，即这些儿童病人可以在正常的学校接受教育，而不需要去上专门的盲人学校。"天哪，颜色是如此的有趣！"13岁的卡罗琳·卡特在接受美联社的采访时说到，她刚刚接受完该项治疗，她的主治医生给记者们展示着她这个成功的案例。对于卡罗琳来说，眼前一片黑暗的时刻在治疗过后已经一去不复返了。

Spark Therapeutics 进行的第二项基因疗法是针对血友病的，该病由基因缺陷引起，基因的缺陷令病人缺乏凝血能力，以至于一个小小的伤口就会威胁到病人的生命。因欧洲皇室成员尤其是英国国王和俄罗斯沙皇均患此病，所以血友病又称"国王病"。基因疗法通过给病人的细胞植入合成凝血蛋白质的基因方式，让病人的凝血功能重新恢复。

新的基因疗法虽然还未得到大范围的普及，但是这一研究已经不乏成功案例。波鸿鲁尔大学校医院的医生救治了一位几乎没有一块健康皮肤的青年男性。因为遗传，他的皮肤发炎极其严重，患处布满水疱。因他的症状与烧伤病人极其相似，一直以来他都是在烧伤科进行治疗，烧伤科提供的抗生素和皮肤治疗计划都不能缓解他的病情。后来，波鸿鲁尔大学的医生们听说有一种基因疗法实验项目，该项目可以在实验内培养皮肤细胞。他们将该病人的皮肤样本送到了意大利再生医学研究中心，该中心将病人皮肤细胞基因缺失部分用正常基因替换，最终在该中心的实验室里通过正常的细胞培育出了功能正常的皮肤组织，这些皮肤随后由波鸿鲁尔大学的医生移植到了病人的身上，更换了他身上80%的皮肤。

科学家们现在在专门研究那些仅由基因问题导致的涉及少量复杂器官的遗传病。出乎意料的是，在2017年，基因疗法首次攻克了一种致命的大脑疾病：患有该疾病的儿童，其脑细胞会在出生后几年的时间内坏死，丧失学会走路和说话的能力，大多数的病人会在确诊后5年内死亡。基因疗法中，医生提取病人脊椎的干细胞并修复干细胞中的基因，利用失活的人类免疫缺陷病毒（HIV）将修复好的基因运载到细胞内。从干细胞在儿童骨髓中繁殖到植入大脑持续了大约一年的时间，培育的脑细胞改善了神经细胞的缺陷问题。

"治疗少量基因导致的罕见疾病还只是开始。"意大利儿童医生兼斯坦福大学干细胞研究中心的主任玛丽亚·格拉齐亚说。她参与了 Strimvelis 意大利公司的核心研发，并且正在进行下一个基因治疗项目，该项目重点研究糖尿病、阿尔茨海默病和癌症。

因为癌症比单个的遗传疾病更复杂。确切地说：癌症是无数遗传疾病的综合表现。纽约医学教授穆克吉在获得了普利策奖的《癌症传记》中写道："最终发生突变的基因会在短时间内疯狂复制。"基因组突变后会导致疾病，控制基因组才能最终控制该疾病。所以，在过去的几十年里，癌症基因学一直是抗癌最重要的研究领域。它的目标是，通过基因测序技术研发一种个性医学，这种医学技术可以对病人进行基因分析，并为各个不同的肿瘤类型找到匹配的治疗方式。就像乔布斯所设想的那样。

第一代基因治疗技术很大一部分是建立在世纪初的研究经验和方法上的。但是随着研究速度的飞速发展，目前我们已经在进行第二代基因治疗技术测试。2017 年夏天，哈佛医学院的医生称，他们正在完善基因治疗耳聋技术。虽然目前还只是在小白鼠上进行实验，但是接受了治疗的耳聋小白鼠已经能够听到声音强度为 25 dB 的声音（25 dB 相当于轻声低语）。

德克萨斯的研究员们首次在人体内植入了一种罕见的物种的全套基因——在盲人的眼部喷上感光藻类的基因。光遗传学研究科学家想要通过控制基因来治愈病变的神经细胞。这次实验是光遗传学领域中诸多实验中的一项。已经研发出这项技术的生物技术初创公司都慢慢地被制药企业 Allergan 收购了。

这种收购不是什么新鲜事儿，这些初创公司和大学的发展速度直逼制药公司自己的部门，所以制药公司会选择投入大量的资金来直接购买初创公司和大学的研究成果。同时，生物技术初创公司的股价飙升给市场生物技术领域欣欣向荣的信号。每个人都想搭上遗传学时代的列车，就像那些之前收购脸书（Facebook）、谷歌（Google）和优步（Uber）的人一样。但在这一趟数字化之旅中，除了投资的风险以外还充满了更多其他不确定因素。

大家都认为，在生物技术初创公司之中会出现轰动性的发明。硅谷公司 Avalanche Technologies 似乎已经研发出了治疗由衰老引起的失明的基因疗法。当研究过程出乎意料地推进到临床研究的第二阶段的时候，这家公司的股价上升到了顶点。但是，自这之后，外界再也没有听说过这颗"新星"的消息。基因可比电脑二进制要复杂多了。

但是即使是在硅谷，每年也有很多的初创公司遭遇滑铁卢。一直用新技术和新思想给自己更新换代是非常重要的。照搬其他公司的成功轨迹是不可能成功的。同样，认为曾经失败的初创公司永远不会东山再起也是错误的。Myspace，一个社交媒体，曾经也是一个炙手可热的项目。自从这个项目失败之后，社交媒体就被扣上了"炒作"的帽子，但是之后诞生的 Facebook 和 Twitter 狠狠回击了这个说法。或者也可以说，不要把目光放在初创公司的成功上，而是抓住当下的风口，在这个基础上自己寻求完善。因此，像 Pfzer 这样的亿级制药企业也开始在基因新疗法上投入大量的生产设备。

当然，很可能许多投入在未来几年都会失败。诸如高血压到精神分裂症的人类疾病，人们可能找不到那一小段突变基因。相比之下，多个突变基因导致的癌症就更加罕见和特殊了，基因疗法可能对很多病人来说都是无效的。

尽管目前有着诸多困难和挑战，全世界的很多地方已经产生了可以直接由算法进行分析的海量数据库。这些庞大的数据库通常是由国家和公共机关帮助建立的，当然现在也出现了很多私人基因生物数据库。所有的这些数据库都会统一联网，所有领域的不同信息都会在这里交融，最终成为国际性的人类生物学信息库。很多国家现在已经把基因工程项目定为国家计划，并且已经在这个项目上投资了上十亿的资金。英国的100 000基因项目马上就要接近尾声：2012年底，英国政府投资40亿欧元来为70 000名英国人的基因进行测序，并且将这些已经测序了基因开放给医生和科学家们的数据库。"我相信，我们可以从根本上改变诊断和治疗的方式，我们最出色的科学家和企业可以获得下一个技术突破。"前英国首相卡梅隆说。为此，英国健康部成立了一个名为Genomics England的公司。到2021年止，英国所有的基因研究项目都会集中在这家公司进行。基因测序将作为所有英国病人的例行项目。从2017年夏天开始，英国的科学家已经进行了400

多个研究项目（其中有些项目是研究基因和糖尿病、精神分裂症之间的关系的）并将研究记录和结果上传到了数据库。

在中国，建立基因数据库项目具有国家意义。2017年江苏省宣布要对100万的居民的基因进行测序。同时，江苏的各个城市还在同步建立国家健康医学中心。尤其在癌症研究、儿童脑部发育和环境对基因的影响方面都可以得到数据库支持。

在德国，基因工程项目也是体量最大的国家项目。本土的创新合作也受到了大力的支持。2001—2013年在国家基因研究网项目中至少有5 200项科学项目进行了研究并且产出了130项专利。联邦政府为基因研究网项目的成立提供了60亿欧元的支持。

各个国家加大了对某些类别基因数据库资助，尤其是癌症基因数据库。美国癌症研究中心收集了上万个癌症样本来建立"癌症图谱"，借助"癌症图谱"可以对癌症的种类进行清晰的分类。瑞典的研究员们在建立"癌症图谱"这项工作上处于世界前列。他们在2017年就已经制出了"癌症图谱"并向公众开放，该图谱可以帮助医生们理解良性肿瘤和恶性肿瘤基因层面的区别，从而可以把癌症的上千个基因和病人的存活率联系起来。斯德哥尔摩技术大学的科学技术专家们通过超级计算机分析了 17 种最常见的癌症的 8 000 个肿瘤样本。"我们正在寻找基因突变总变化。"瑞典皇家理工学院项目主管说。除此以外，该项目还在研究已知癌症基因生产每种蛋白质的过程。这个过程复杂到只能通过同样复杂的算法来研究。在机器的帮助下已经有望解释不同蛋白质对病人的存活率的影响了。

21 世纪初，我们已经可以"阅读"人类基因，基因在特定情境下的作用可以被我们解码，我们还可以了解基因作用的生物学意义。下一步要做的，就是学会像写代码一样写出一个全新的基因，如果这一点能成功，我们就能迈向一次彻底改变我们未来的医学变革。

当医生对一个已经怀孕 3 个月的孕妇说"根据血液测试结果，您的胎儿患有遗传疾病"时，这对孕妇来说是一个多么可怕的消息啊！但是，可以松一口气的是，胎儿缺陷的基因可以通过手术的干预去除，随之孩子恢复健康。但是手术带来的基因变化是会遗传到下一代的，这样的话，我们应不应该对缺陷基因进行切除呢？

温室里的西红柿味道寡淡，一个控制过西红柿基因的新品种美味多汁香气四溢，没有对西红柿植入其他新基因，单单只是对它的基因进行了改良，这样你是否能够安心地食用这个西红柿呢？

气候变化让世界上很多地区的温度升高，畜牧业会受到高温影响。牛身上有一种可以调节自身耐热度的基因，通过控制这种基因可以让动物的耐热性提高，但是，改造过后的牛肉和牛奶还能食用吗？

蚊子会给人类传播疟疾，这是一种致命的疾病。但蚊子本身不会因为携带疟疾而死亡，因为蚊子体内的 TEPiR 的基因会令蚊子具备抵抗携带疟疾寄生虫的能力。为了根除疟疾，我们是否应该去除所有蚊子身上的 TEPiR 基因呢，让携带疟疾的蚊子全部死亡从而杜绝它们传染人类呢？

这都是一些复杂到可以改变世界的问题。两三年前针对这些问题只有理论，或者针对这些问题的讨论和想象只会存在于科幻小说之中。现在我们已经不只是在理论层面讨论这些问题了，这些问题中描述的场景已经成为现实。人体胚胎的心脏病基因已经被切除。通过基因改造，西红柿的产量已经翻了 3 倍。通过提前移除牛的响应基因，可以培育出不长牛角的牛，而这一切都是在 6 个月的时间里发生的。

上述一切事情的实现都得益于一场技术革命。这项技术有个复杂的名字："Crispr-Cas9"技术，人们也把这项技术称为"基因剪接"，当然严格来说这是一个错误的叫法，因为 Crispr 不仅可以"切割基因"，还能"缝合基因"，可以像计算机中的文本编辑程序一样，对基因发出"寻找"和"定位"的指令。Crispr 可以精准改变基因的单个碱基，碱基的微小更改，比如说把 A 改成 G，就能带来整个细胞的所有遗传性状的改变。

这是一个强大到无法想象的工具，它可以通过改变该生物基因而达到改变生物外在特征的目的。它会让我们人类的能力更强，寿命更长，让世界越入下一次的变革，还是会给人类带来生化武器、优生学和基因突变的噩梦呢？未知的未来世界对于现在的我们来说还是一个极其模糊的轮廓。

由美国加州大学伯克利分校和哈佛大学联合发明的基因编辑技术是一项共享技术，上千所实验室和公司都可以以低廉的价格极其便利地使用这项技术。全世界所有的自然科学家在大学里就可以使用这项技术，他们只需要在网上申请一个实验套组，就可以用 179 美元的价格体验一把上帝造人的感觉。

制药、生物和农业公司参与的世界性赛跑已经开始，共同追逐一个收益巨大的商业模型：谁可以掌控这次变革，上十亿甚至比十亿更多的回报就会向他招手。这对于很多家公司来说具有巨大的吸引力。

随着 Crispr 基因编辑技术而来的各种技术上的进步也会为医学领域带来一场变革。Crispr 技术可以帮助科学家们提高研究基因疗法的效率。同时，"基因剪接"还可以从根本上治愈疾病，不需要像以前一样只能对病人进行保守治疗。比如，通过去除一段镰刀型红血球病的致病基因就可以达到治愈患者的目的。

但是，除了利用这项技术让我们更健康以外，我们可不可以利用它改善人类的智力呢？或者说极大增强我们的某项能力？有了 Crispr 技术的支持，人类想要变得更完美已经不再是天方夜谭。实验室里已经培育了具有两倍肌肉力量的小狗，失明的小鼠可以瞬间重获光明，人们只需要知道哪个是控制相应特性的"基因按钮"，按下按钮就能达到目的。我们已经知道了某些能让人体发生巨大改变的"基因按钮"，例如能让骨头永远不骨折的基因和能让大脑永不老化的基因。但问题是，是否能让每个人都拥有这些能够变成"超人"的基因呢？

为什么不从妊娠期在母亲的子宫内对婴儿的基因进行改造而是从胚胎时期就开始呢？是为了确保婴儿的健康？还是想要有一个外貌出众的宝宝？——只针对富裕家庭，因为获得漂亮宝宝的花费很大并且不能够医保报销。新的优生学多久会出现？对还未诞生的生命的手术改造并不只是父母的一个决定，这些改造手术也会影响到地缘政治：通过手术可以让胎儿获得"超能力"，但是哪个国家可以拥有最健康、最聪明、最有生产力的人民呢？为什么科学家不在病人真正患病之后再用基因工具进行治疗呢？

马上会出现改造过基因后的人类吗？这是本世纪的一个问题。目前 Crispr 农业已经实现，因为不需要对植物和动物进行长时间的临床试验，动植物伦理学问题也不会那么棘手，同时获得的收益也很巨大。例如，现在市场上已经有了很成熟的只生产健康脂肪的榨油植物和只需要肥料的土豆。但是，我们真的想要食用这些作物吗？

Crispr 是一次改革，每次改革免不了会有风险，有恐慌有牺牲者。Crispr 一面是巨大的潜力，一面是巨大的风险，这两者所占的比重孰大孰小？并且两者的份额同样有可能在瞬间发生转变。詹妮弗·杜德娜，Crispr 技术的发明者之一，很好地做出了总结："控制我们未来的基因界力量既迷人又可怕，该做出何种决定来应对这项技术，是我们现在面临的最大挑战。"

杜德娜的学术故乡是伯克利，位于美国旧金山湾区加利福尼亚伯克利分校，一个骄傲的甚至有点傲慢的地方，是美国顶尖的开放性大学，他们的口号是"让光明普照"。Doudna 七楼办公室的面积不大，透过办公室的窗户，金门大桥的景色一览无余。办公室的书架上塞满了她因发明 Crispr 所获得的奖杯和奖章——享有科学界奥斯卡之名、奖金为 300 万美元的"科学突破奖"奖杯和日本政府颁发的学术技术奖，大家都认为，诺贝尔奖的奖杯不久也会出现在这里。

杜德娜说："过去几年，科学的进步速度惊人，未来它的速度还会更快，由于诸多新技术的交织，科学发展可以朝着一些在以前看来完全不可能成功的研究方向迅速挺进。"

　　杜德娜有着一头金银相间的头发，她身材瘦削，穿着黑裤和凉鞋。友好且认真对待每次访问，尽管身形有点弱不禁风却并不能掩盖她铿锵有力且充满权威感的话语。她不是 Crispr 技术的唯一发明者，但确实是这个项目的"领头羊"。她与在德国工作并且 2012 年就出版了方法论的埃马纽埃尔·夏彭蒂耶共同获得奖项。众多科学前辈的经验为这项技术的成功研发奠定了基础，但是现在这些前辈们变成了反对派。因为这项技术会带来伦理上的讨论和争议。就像当初比尔·盖茨和史蒂芬·乔布斯引领的计算机变革一样具有争议和批评。现在的科学家们争论的是，到底是什么东西可以发挥什么作用，经济收益很重要，同样重要的还有今后这个技术在历史上的位置——是推动历史的伟大发明还是阻碍历史的罪恶产物。

　　很多即使不认识杜德娜的人也知道 Crispr 技术，人们认为这项发明是"改变人类生命密码的工具"。

　　20 世纪 90 年代的科学家们普遍认为，一次现象级的生物技术的诞生足以让它的发明者在事业上平步青云。Crispr

实际上是细菌为了防御其他病毒入侵的免疫系统。细菌会复制入侵病毒的一小段 DNA 序列，然后将这个序列存储在自己的细胞核中。当病毒再次入侵的时候，被复制的 DNA 序列就会像对入侵病毒进行地毯式搜索它的 DNA 然后用分子剪刀将其切断，这种机制也被称为搜索毁灭机制。

杜德娜不是专门研究细菌的，她是世界顶尖的 RNA 实验专家和分子生物学家。RNA 的功能是将遗传信息转录到细胞之中，与 DNA 是"姐妹关系"。2012 年，杜德娜参加了波多黎各岛的专业大会，在会议的休息间隙，一位女性分子生物学家向她寻求建议，这个人就是来自法国的埃马纽埃尔·夏彭蒂耶，她当时在瑞典研究细菌实验，最后还合成了一种神奇的蛋白质，即 Cas9。

杜德娜和夏彭蒂耶发现，Crispr-Cas9 可以像基因定位系统一样控制基因的每个点，最终发挥不可思议的效力：Crispr-Cas9 可以改变基因的结构，像一把"分子手术刀"一样对基因进行切割。Doudna 的实验室还证明了 Crispr-Cas9 本身也是可以编辑的，因为这种特性，Crispr-Cas9 可以被改造成一种万能的工具——它可以找到基因各个组成部分并能对基因进行切割，嵌入其他遗传信息等。整个过程既可以在病毒也可以在生物体中进行。

地球另一端的美国哈佛大学、麻省理工大学和英国剑桥，分子生物学家乔治·丘奇和张峰也在研究 Crispr-Cas9，这 4 位科学家们几乎同时发表了有关 Crispr-Cas9 的学术论文，直到现在他们都还在就 Crispr-Cas9 这项技术的专利权进行争执。

但是这些发生在美国精英大学里的争论远不如该技术在全世界范围传播得精彩。因为 Crisp-Cas9 技术上手简单，几乎每个生物实验室里都会用到这项技术。这项技术为生物研究带来了变革性的力量，全世界的实验室都在如火如荼地进行生物研究实验，但是，在杜德娜的实验室中迟迟未取得成果。不知为什么，与杜德娜聊天的话题每次总会导向对伦理问题的讨论，很少会聊到研究细节，几乎每次 Crispr-Cas9 技术的使用都会引发社会有关伦理的思考。

杜德娜意识到了这一点，她正在试图找到并"催化"这些讨论，这对她来说不是一条轻松的路。这位科学家从小生活在夏威夷一个偏远的小镇。凭借着对数学和化学的热情，她成为了自然科学家。起初杜德娜对社会讨论不太感兴趣。2014 年，一篇论文描写了猴胚胎基因干预过程的首次成功，同时，这次实验也第一次清晰界定了技术的能力边界。这次实验的成功让 Doudna 决定对那些能够控制人类进化的工具和人类面临的道德挑战进行深刻的讨论。

自打这以后，杜德娜一直在跟道德哲学家和政治家们进行交流，只要看到了使用 Crispr-Cas9 技术进行的胚胎实验的新闻，她就会马上打电话给阿尔塔·沙罗，这位美国著名的女性生物技术员，问道："我们要如何应对？我要如何应对？"

潘多拉魔盒的故事非常能够形容杜德娜现在所面临的处境。她在睡梦中都还惦记着她的发明可能带来的后果，有的时候甚至会做噩梦，这些噩梦十分怪异。随着一项项新的研究结果的公开发表，人们所需要面临的问题就会越来越严峻。目前杜德娜还能够应付这一切，她承诺："我不知道所有问题的明确答案，但是我会与我自己的感觉做斗争。"

她觉得自己很像那些将原子物理学带到世界上的科学家们，原子物理学令核武器成了世界的一大威胁。历史已经已经证明，当人类开始想要试图掌握自然力量的时候是会引发灾难的，并且在未来还会再次验证。美国中央情报局（CIA）将 Crispr-Cas9 的发明定性为具有与生化武器和朝鲜的核威胁一样危害性的发明。

站在杜德娜的角度，人们确实应该在各个方面对 Crispr-Cas9 技术带来的风险和机遇进行社会学的讨论。公众对现在基因研究上的突破没有足够多的了解。所以美国纽约大学伯克利分校正在和中学教师们一起研发一种"Crispr 积木"，学生们可以在搭积木的实践过程中亲身体会"进化的力量"。Doudna 说："他们还能从一项控制基因让酵母变绿的实验中，明白人们应该对基因实验进行讨论，和具体进行何种讨论。"

让中学生们通过实验明白基因技术会带来的后果，并且进行开放性的讨论，这件事情在德国是行不通的。因为在德国进行上述的实践活动是犯法的。在德国，在具有基因设备的实验室之外进行基因实验，会被判 3 年的监禁。

现在人们只能说：好吧，试想如果在你家的隔壁有一个培育更艳丽的玫瑰业余基因实验室，实验室里的研究员一直在进行着基因实验，很显然，没有人想要这样的"邻居"，研究一旦失控，旁边的住户就会遭殃。因为基因入侵是无法逆转的。另一方面，如果美国和其他的国家都在对自己的国民进行 Crispr 技术教育，在未来他们是不是就会占据基因工程领域的垄断地位？就像现在有些国家已经占据了数字化工业的垄断地位一样。是不是在未来，所有的美国人都想成为编程人员和基因研究员，而我们德国人就只想当机械工程师呢？这会让我们在道德层面稍微感觉安心点吗？

比起那些在没有缜密的研究计划的情况下就开始进行基因实验的非专业人员，那些有着雄心勃勃计划并且想要改变遗传学的专业研究人员遭受了更多的批评。20世纪50年代，研究员们发现了"自私基因"，这个基因一直存在于人类的基因序列之中并且还会遗传给下一代。进化生物学家借鉴了这个理论，想要建立一个"基因驱动"——如果给这种自私基因连上某种特定的属性，该特性就可以在整个人类群体之中传播。最常见的例子就是传播疟疾的蚊子，人们就可以利用上述经验。在Crispr技术出现之前，人们就已经开始思考：应该怎么修改蚊子的基因。美国政府给哈佛大学进行该项研究的实验室资助了大量的资金，他们想要改变的不是单只蚊子的基因，而是想要改变全世界所有蚊子的基因。要是这个实验成功了的话，所有"正常的"生物种群就没有机会反抗"基因驱动"了，那些"正常的"种群就会被"修改过"的种群替代。这是一次彻底根治疾病的大好机会。但是，让那些修改过基因的物种全部流向大自然可不会只带来好处。

美国国防部高等研究计划署（Darpa）在 2017 年夏天宣布，要为基因安全研究项目投入 6 500 万的资金的支持。基因编辑（即对基因的改写和控制）会给人类健康和安全带来潜在威胁。要严格确保这个项目的安全性，因为不管是改变了的蚊子的基因还是人类的基因，一旦它们进入的大自然，带来的后果是不可逆的。这也是国防部长口中说的"国家安全问题"。

现在"战火"已经在那些使用 Crispr 技术进行研究的科学家之间点燃，每个人都想要在控制大自然这件事上先发制人——让人类可以按照自己的意愿控制进化过程。所以，目前迫切需要讨论的是研究项目的"度"的问题，因为没有人知道科学家们对自然做出何种强度的改变是无害的。

相接于波士顿天际线的哈佛大学的林荫处，坐落着 Intellia Therapeutics 的新总部。被白色长廊边锃亮玻璃隔断的各个实验室里安静得只能听见研究员们穿着橡胶鞋来回奔走的声音，甚至滴管实验的水滴声都可以清晰听见。电视般大小的 DNA 排序仪无休止地工作着，正在对基因进行逐个比对和分析。

很多新的生物技术公司都在研发首批 Crispr 药物，这里面研究进度最快的是 Intellia 公司。这家公司于 2014 年成立，2016 年上市，大家一致认为它最可能研发出新一级的药物，所以 Intellia 公司轻松地筹得了 1 000 万美元，想要研发一种仅仅用一个剂量就可以根治疾病的药物。

Intellia 公司的药物和普通药品在配制方法上有着根本性的不同。Intellia 公司的首席科学家约翰·莱昂纳德，对药物开发已经进行了 30 年的研究了，他说："我每天都要为这个全新的领域中绞尽脑汁。"

上百种疾病都有遗传学背景，Crispr 药物就是为解决遗传问题而生。约翰·莱昂纳德说："先从单基因遗传病①入手。"如果可以找到导致单基因遗传疾病的基因，并且"击碎"它，那么这些单基因遗传病就被干掉了。

Intellia 目前在专门研究肝脏。"肝脏是一个比较全面的目标。"John Leonard 说。肝脏产生的 TTR 蛋白质会令器官

①单基因遗传病：只由单个基因引起的疾病，常见的单基因遗传有镰状细胞贫血和珠蛋白生成障碍性贫血（地中海贫血），这些疾病只能通过骨髓移植得到治疗，大部分患有这两种病的病人都无法生还。

衰竭。Intellia 的研究员正在想办法"关闭"控制合成这种蛋白质的基因。目前在小鼠身上的实验已经成功，人类身上的实验也正在开始。

Crispr 技术目前还没有实现人们预期的所有功能，但这并不妨碍科学家们在实验室中进行紧锣密鼓的研究：几乎医药界所有的制药公司都在研究 Crispr 疗法，想要研发出可以治疗各种疾病的新药。科学家们现在在想办法"关闭"CCR5 基因，这种基因会把 HIV 病毒带往细胞中。如果没有这个基因，艾滋病会彻底在人类社会中消失。

哈佛大学首次培育了一头不含逆转录病毒的猪，这是一次巨大突破，科学界一直认为猪器官是人类器官较好的替代物，但是在器官移植过程中会受到逆转录病毒的危害。科学家们通过重新编排猪的 62 个基因消除了逆转录病毒。专家说，只需要两年时间，人体就可以接纳猪的肝脏或者心脏了。

"基因编辑是现代医学的第三次革命。"拜耳制药的创新总监凯末尔·马利克说。19 世纪拜耳公司合成了阿司匹林，20 世纪 70 年代出现了生物技术，现在有了基因疗法。拜耳公司为其合资公司与美国生物技术公司合作的 Crispr 疗法项目投入了 3 000 万美元，Crispr 疗法项目想要令遗传病如同一般疾病一样有药可医。马利克说："但是，在我们开始Crispr 疗法之前，我们必须就基因治疗的边界问题在整个社会的范围里进行讨论，而不是只在科学界和企业界内进行小范围的讨论。"在没有得到全社会一致同意的情况下是不可以开始研发具有强大力量的工具的。

到底引入新的基因会不会带来副作用？这个问题没有确切的答案。本来是想要治疗镰状细胞贫血，会不会因为使用了基因疗法而重新产生一种会引发癌症的新的基因呢？研究员们都夸赞 Crispr 疗法的精确性，因为它精确到可以对单个的基因进行控制。至于是否会引发一些基因突变，目前还缺少长期的人体研究数据。

Intellia 和拜耳公司正在对小鼠和进行 Crispr 实验。首个在人体上进行的实验发生在中国：四川大学正在使用基因疗法治疗肺癌。具体的细节还未知。欧洲和美国可能不久就会大范围地进行人体临床实验，因为现在已经有十几个项目进入了准备阶段。我们很有可能在医学上开辟出一条个性化治疗的道路，到时候医生们不再使用单个的药物治疗疾病，而是根据病人的情况在不同的治疗阶段进行精准个性化的药物治疗。每位病人的基因都会得到分析，一旦找出了其所患的遗传病的基因原因，全自动的生物技术实验室就会针对该病相应的突变情况马上合成一种 Crispr 药物。

如果基因编辑能够被证实是安全的，下一步就是时间问题了。Intellia 的医生莱昂纳德说："我们的目标就是在病人患病之前就对其进行预防性治疗。那些具有会导致潜在性阿尔茨海默病基因的人就能在 30 多岁的时候提前进行基因治疗。"

听起来是不是不错？但是，为什么不直接在胚胎时期就对病人实施基因治疗，而一定要等到病人成年之后呢？为什么不直接在胚胎时期就创造出一个完全没有致病基因的小孩？能不能在妊娠阶段就修正那些出现异常的婴儿的基因呢？

2017 年，来自美国波特兰的研究员们已经证实了上述的情况在技术层面可操作性。他们修正了实验室培育胚胎的致死心脏病缺陷基因。很明显是没有副作用的。这次事件引发了轰动，因为他们的实验首次干扰了生殖细胞。也就是说，这种生殖细胞的变化是会遗传到下一代的。即使现在科学家们还在对生殖细胞干扰这件事情的细节留有争议，人类改变自己的自然属性的能力已经被坐实。

证实基因的变化不可逆相当复杂。对生殖细胞进行干扰也确实是全人类都必须面对的问题：我们愿意自己定义人类的进化过程吗？如果我们愿意，是否允许这么做呢？

"我们至少应该尝试一下。"一直认为自己的国家是"前沿国家"并且也正在寻找下一个领域征服地位的美国人说，之前他们已经征服了月球，现在他们想要变成"超人类"。2017 年美国国家科学学院那些负责高精科学研究和伦理研究的专员们建议道："我们确实应该对生殖细胞进行谨慎的实验，但是这不意味着这项实验应该被禁止，至少在重疾问题上对婴儿进行 Crispr 干预是值得赞同的。"

英国也在两年前对胚胎的基因改造实验开了绿灯，当然一切只允许停留在实验层面。但是自打这以后，英国的科学家们开始在妊娠期就对胎儿进行先天性疾病的治疗和预防，德国的科学家反对这样的实验，带点些许嫉妒和愤怒，因为德国的胚胎保护法是禁止对胚胎进行人为的干预的。这条法律在1990年明文规定："不允许对人类的胚胎进行任意改造。"

但是，伦理学是永恒的吗？道德的边界完全不会受到科学进步的影响吗？

问题并不在德国这条保护法所涉及的对胚胎任意改造上，关键性问题是研究员出于何种目的：实验的最后一定会产生一个"人为设计的婴儿"，优生消费带来的危险也会伴随而来。父母们会想要为自己的孩子购买相应的属性和身体特征，这种"人体优化"服务需要高额的费用，只有有钱的精英家庭才能负担得起。在未来身体残疾和疾病将会被认为是贫穷的标志。

但是毫无疑问的是，对胚胎和子宫进行基因改造目前是绝对不允许的。

牛津大学的教授朱利安萨·穆勒苏说："我们在修改基因这件事情上要遵循道德约束。使用这种技术来改善下一代的基因是显然是不合乎道德伦理的。"这位教授并不是故意捣乱的人，相反他是世界领先的生物技术科学家。预先给人类的下一代提供更健康的生活甚至更长的寿命，怎样才能找到做这件事情的合理性呢？

麻省理工学院兼哈佛大学的遗传学教授乔治·丘奇认为人类基因修改是新合成生物学的"高潮"：多亏了实验室中无病的基因，我们现在可以对人类免疫缺陷病毒和疱疹进行免疫。这种基因并不是非自然的产物，自然范围内的基因突变确实会给整个人类种群带来一小部分的"超人类"，基因编辑可以模仿这种自然范围内的基因突变。

丘奇喜欢在做报告的时候列出 10 种可以造就"超人类"的基因：SCN9A 基因会让人没有痛感，APP 基因可以降低人患阿尔茨海默病的概率，MSTN 可以保障肌肉的强健，那些生来就带有 ABCC11 基因的人闻起来没有汗味，等等。在未来 Crispr 技术可以给人类植入这些基因，可以让人类更完善，更健康，更具有吸引力。

但是什么是改善，什么是失控。自然进化带来的改善和医学治疗手段带来的改善的边界在哪里？因为缺少一种与合成胆固醇有关的基因，世界上确实有不会患心脏病的人。2017 年初，AstraZeneca 制药公司成功地使用 Crispr 技术将小鼠的这段基因失活。要是人类所有的后代都没有这种基因的话会怎么样呢？这种预防性基因医学对于医保系统的意义是巨大的——心脏病病人数量的减少可以节约上十亿美元的医疗财政支出。

就像牛津的哲学家尼克·博斯特罗姆说的那样，很少一部分的"超人"就可以决定世界走向。凭借他们经过升级后的智力和创造力或许可以为全人类找到决绝气候变化和能源供应这类全球性问题的答案。经济会得到发展，整个社会的生产力水平都会提高，所有的人都会因此受益。

每个国家都可以轻松拥有 20 个爱因斯坦，20 个乔布斯外加 5 个达·芬奇，在通往人类进步的道路上，我们再也不会走弯路，对吗？

第五章

对抗癌症

哪些新疗法可以给医生和病人带来希望

德国最高癌症研究院位于海德堡市的边陲，透过其办公室的窗户可以看见奥登瓦尔德山起伏的小山丘和茂密的森林。除了这些风景，在德国癌症研究中心（DKFZ）的领导办公室中能看到窗外那些由公园和足球场改造而成的实验室和研究中心。成立了50周年的德国癌症研究中心在世界排名前四，一直是德国最重要的癌症研究中心。近几年，该中心的肿瘤科学得到了迅猛的发展，出现很多学科分支，因此，这里建了许多新大楼供遗传学家、肿瘤科学家和所有其他的专家使用。

大楼的中央坐落着一个由玻璃钢铁制成的安全闸门，整整 7 层全部是实验室，专供分子免疫学、系统生物学、神经科学、血管肿瘤学、肿瘤转移学，肿瘤基因学等其他十几个专业的科学专家使用。1 300 多位科学家在海德堡进行干细胞实验，培育人工迷你器官以及测试 Crispr 技术对于肿瘤组织的效力。"我们在开拓新的领域。"2016 年开始就担任德国癌症研究中心的首席科学家和基金会主席的米歇尔·鲍曼说。

正如美国肿瘤医生悉达多·穆克吉在她那本获奖无数的《众病之王》中描述的那样，癌症一直是人类的一个巨大难题。美国每年的死亡人数中有四分之一与癌症有关，每年全世界几乎有上千万人死于癌症。随着社会逐渐老龄化，癌症对人类社会的威胁越来越大，因为老年人的细胞更易发生突变。

不管是研究癌症还是撰写有关于癌症的专著，癌症已经有了 1 000 多年的历史。公元前 400 年首次在圣经中出现癌症这个概念。古希腊语将癌症称作"Karkinos"，它是螃蟹的意思，因为癌细胞外形酷似沙滩上的螃蟹。癌症难以攻克的原因，除了细菌、病原体、异常入侵等因素外，还受到基因的影响。癌细胞本质上是指那些失控后疯狂复制的细胞。

细胞是构成生物的基本单位，一旦人体内细胞发生癌变就会得癌症，其机体的所有功能都会被摧毁。正常细胞核中的 DNA 会指挥细胞进行复制和代谢，但是在癌细胞中所有的这些指令都是失控的，那些癌变后开始疯狂繁殖的细胞与正常细胞离得很近，要想将癌细胞和正常细胞复制过程分离开来是很复杂的，一方面科学家想要阻止癌细胞的复制，一方面又不想要损坏正常的细胞，这令整个实验过程变得十分艰难。

癌症的复杂性、风险性和未知性让人们几乎不能彻底消灭癌症。但是我们目前能做的，是先在一定程度上控制癌症，赢得抗癌斗争中的先手优势。抗癌花费了人类太多的时间和精力。如果人们想要利用未来医学谋福祉，首先它就得在抗癌战役中发力。癌症，这头来源于我们基因内部的怪兽，一旦得到控制，遗传学时代就能迎来一次变革。

关键在于，癌症远非一种疾病这么简单。由同等程度的基因问题导致的不同癌症虽然彼此之间十分相似却表现出无数不同的形态，就像一种基因会有无数种突变类型一样。不同的癌症有着不同的特征、不同的治疗方法和不同的治愈概率。血癌和乳腺癌是两种不同的癌症，这一点已经很明显，但是乳腺癌和乳腺癌之间也有很大的区别。例如梅耶尔女士所得的乳腺癌可能就跟施密特女士的乳腺癌不一样，乳腺癌具有个体差异。30年来我们已经明白了癌症是千差万别的，出现在两位病人相同部位的癌症是不一样的，出现在不同部位的同一肿瘤也会存在区别，例如，左上部的肿瘤和右下方的肿瘤会有差异，甚至肿瘤中部也会有跟其他部位完全不一样的特征。

所以说，通用的疗法在许多癌症治疗方面是不适用的。目前主流的治疗癌症的方法是化学治疗和放射治疗，这些化学治疗对癌症病人身体的损害极大。个性的癌症疗法可以根据病人的不同情况对症下药，科学家们讨论个性化疗法已经有20多年，但是一直受到技术的限制，于是个性化疗法一直停留在理论层面无法实施。有人一直怀疑个性化疗法是一纸空谈。大家都很担心癌症会是人类的永恒的梦魇。

鲍曼第一个反驳，他说："我们不能放弃对精准的个性化医学的讨论和探索，历史上很多事情在当时看起来确实是无法实现的，但这并不意味着未来依然无法实现。比如，过去想要用生物数据来诊断评估癌症病人的病情是不可能的，即使这种技术在今天发展依然不够完善，但是至少比以前已经进步很多，因为我们现在已经有能力来获取分析生物数据，这对个性化疗法的研发至关重要。我们的技术一天天在进步，它越来越好，越来越快，越来越精准。"

德国癌症研究中心专门设立一栋大楼研究基因，该大楼里共有 16 个部门，所有部门借助日益强化的算法专门对生物大数据进行归类和分析，世界顶尖的 DNA 测序仪 24 小时不间断工作，研究员们把数学、统计学、物理学和计算机科学知识都整合成可以用计算机分析的模型，这为实验室里分析肿瘤组织和编辑遗传细胞的医生们提供了相当大的便利。除此之外，很多先进的图案成像技术也帮了大忙。"虽然目前这些成像还不够精准，但是已经能够显现生物学的大概轮廓。"鲍曼说。此外，全新的蛋白质组织技术和实验胚胎技术可以让人对肿瘤的分析更加精准。

德国癌症研究中的主任说："癌症的差异性值得重视，我们需要对个体生物学进行详细的研究，但是很可惜，在过去的 10 年里我们还未找到任何应对癌症特性的方法。"已经 50 多岁的鲍曼说得非常冷静，身穿无领带黑西装戴着苹果智能手表的他比实际年龄看起来更年轻。20 世纪 90 年代初，鲍曼开始了他的职业生涯，作为放射肿瘤学家的他在哈佛大学医学院待了两年。鲍曼坚信，在不久的将来人类一定可以找到战胜癌症的新武器，它可以提供精准个性化的抗癌服务。"10 年内我们会研发更多新方法，不仅研究所承担得起治疗需要花费的成本，普通病人同样也能。"

即使世界上很多的顶尖肿瘤学家们还没有研究出一种完美的数字医学工具，但是他们和鲍曼一样乐观。癌症现在是全世界医学创新的重点。大学、公司和政府都为此付出了大量的人力、物力、财力。2017 年夏天，美国国家肿瘤中心数据库中已经记录了 8 000 个临床研究数据，随着时间的推移，数据库中还会陆续不断地有新数据加入。2016 年，美国总统奥巴马发表演讲呼吁全美进行"癌症登月计划（Cancer Moonshot）"，该项目要求加快推进抗癌研究，争取在 10 年内达到目标。奥巴马还鼓励肿瘤研究员们向谷歌等技术公司学习，竭尽全力获得突破。此外，美国政府还为"癌症登月计划"进行了 20 亿美元的投资。当时的美国副总统约瑟夫·拜登也支持这个计划，因为他的儿子因脑癌在 46 岁就去世了。拜登说，现在的目标不是对癌症发起一次新挑战，而是要打赢这场多年以来的抗癌战役。

抗癌真的可以成功吗？我们能在下个世纪战胜癌症这个怪兽或者至少用锁链锁住它的咽喉吗？

全世界范围内有很多像美国"癌症登月计划"一样的癌症研究所。但是在这些研究所的研究领域中，最有成功希望的是免疫肿瘤学，它给出了一个看似简单的理念，即利用人体免疫系统来抗癌。这听起来是符合逻辑的，因为所有常见疾病最终都或多或少地和免疫系统有关，即与人体系统如何应对所有外来的物质和异体组织有关。免疫系统被认为是天然的大规模杀伤性武器：免疫系统具有记忆性，这也是很多疫苗制作的基础，免疫系统还能分辨敌友，人体共有十几种免疫细胞，每种免疫细胞都具有特定的功能。T细胞可以被看作是最有作用的士兵，它可以在敌人造成损害之前迅速清除敌细胞，癌细胞也属于敌细胞。肿瘤学家们认为，我们的免疫系统可以消除90%的现有的癌细胞和变异细胞，但却不能一直消灭这些癌细胞。

癌症和我们免疫系统之间存在关联已经不是什么新鲜的理念，我们已经对其进行了几十年的研究了。19世纪90年代的纽约的外科医生威廉·科利已经确定，癌症在某些条件下不会卷土重来。在一次医治病人的过程中他偶然发现，出现病毒感染之后的病人其肿瘤在缩小，他认为感染过程肯定让病人体内产生了一种可以抑制肿瘤扩散的物质。于是在后来的几例癌症病人身上，科利尝试在其体内注射某种细菌，他发现肿瘤在注射细菌之后开始缩小。1891 年，他发表的研究称：细菌是可以战胜癌症的，但是如何战胜的呢？继科利后，几代科学家们都在研究这个问题。相比于细菌疗法，免疫系统疗法听起来似乎不那么可怕，但是很大概率会失败。

然而在千年之交的时候翻开了崭新的篇章：多亏了基因分析技术和全新数码工具的运算力，研究员们渐渐地可以识别出分子网络，这些分子网络可以展示免疫系统对抗癌症的全过程，在它的帮助下医生和生物工程师们可以开始对免疫系统进行实验。"经过 40 多年的科学探索，我们开始理解肿瘤细胞与免疫系统互相交流的特性。"菲利普·夏普说。他是麻省理工大学癌症综合研究所的生物学家并且获得过诺贝尔医学奖。要想找到一种治疗方法，人们必须研究肿瘤细胞和免疫系统之间的交流过程。夏普说："在这项研究探索中我们就像一个 5 岁的小孩，我们已经知道了这个世界上有动词和名词，只是现在我们的词汇量还不大，需要一直学习，但是 5 岁已经能够理解很多东西了，并且学习的速度会越来越快。"

几十年的免疫学研究让我们明白了很多免疫过程的细节。比如说 T 细胞，它作为免疫系统的拦截机，可以识别和清除一切入侵者。在显微镜下，T细胞看起来像机器人或者甲虫，它可以感知周围的环境，在向前行进的过程中检测和抓取其他细胞，一旦发现异常细胞就会通过向其内部注射有毒分子的方式来消灭它。

几乎每个癌症研究员和制药公司现在都在马不停蹄地研发一个像人体免疫系统一样强大的可以抗癌的工具和技术。这些技术可不是指基于同一理论而开发出来的新的治疗手段的药物。免疫神经学涉及了各种不同的技术和药物研发方法，每一个小的部分都有其需要突破的难题。

没有人会期待一种瞬间可以治愈所有癌症的神药。"但是新的免疫疗法是一次量子跃迁。"鲍曼说，"通过免疫疗法，之前无法存活的患者可以被治愈。"所以现在免疫疗法和手术，化疗和放射性治疗并列为四大癌症疗法。

整个生物技术界和制药界都在研究免疫疗法，每次研究会同时对100名研究志愿者进行研究，科学家们正在紧锣密鼓地进行1 000多次抗癌研究。

"毫无疑问这是一场变革。"劳莉·葛礼谦教授说道。

她是全美顶尖癌症研究所 Dana-Farber 癌症研究中心的主任。葛礼谦已经进行了 40 年的癌症研究，这位优雅的女士头发一丝不乱，穿着黑色的套装，接受采访期间一直面带微笑。这位大忙人似乎不太有时间接受访问，因为一直有研究员和医生堵在她办公室的门口就为了见她一面，她不是一个爱笑的人，但是在她说到抗癌的历史和未来的时候，在说到"新时代""突破"和"巨大的希望"这些字眼的时候，她的嘴角总是止不住地上扬。

　　Dana-Farber 癌症研究中心和德国癌症研究中心十分相似：它是一个现代的大学校园，坐落在波士顿的众多玻璃建筑，旁边就是哈佛医学院。上千名科学家在这里进行癌症研究，但是和德国癌症研究中心不同的是，这里也对病人进行治疗。在葛礼谦办公室楼上有 100 多个为各种癌症病人准备的床位。Dana-Farber 癌症研究中心是根据创始人也是化疗之父西德尼·法伯（Sidney Farber）的名字命名的。法伯的父母是德裔犹太人，所以法伯能说一口流利的德国，他分别在海德堡和弗莱堡学习过医学，1927 年转学到哈佛医学院，在这里参加了儿童医生和病理学的进修。他们在波士顿进行了 20 多年的白血病研究，该病的死亡率高达 100%，因为想要通过手术移除血癌细胞是不可能的。因此，法伯开始转向对化学疗法的研究，20世纪40年代末，他研究了叶酸，这种物质可以在机体缺少营养的情况下负责造血。法伯尝试在病人体内注射一种可以抑制叶酸的化学物质。令人许多科学家惊奇的是，法伯成功了，这是抗癌史上的一次巨大成功，同时也对现代医学的发展做出了卓越的贡献。

法伯相信，人们一定可以发明一种可以治疗所有疾病的通用药物，要是这种药物真的可以研发出来的话，癌症一定会被完全攻克。法伯是当时打响抗癌战争第一枪的人，赢得抗癌胜利是全社会的目标，国家和政府在这方面投入了大量的资源。但是法伯所想要的万能药物到目前为止不但没有被研发出来，相反，研发的速度还相当缓慢。"很长一段时间我们只能通过化学治疗、放射治疗和手术治疗的方式来治疗癌症。"Dana-Farber癌症研究中心的主任葛礼谦说。但是目前的实验也已经有了一些进展。

基因测序技术同时让技术和诊断方式发生了根本性的革命，葛礼谦强调到："传统方式上我们只是把癌症定性为细胞和器官的癌变。人们会患有肺癌、皮肤癌和肝癌。依据癌症不同的时期，我们会对病人使用不同的药物，但是现在，要是可以把癌细胞的基因排列成正常细胞基因的顺序的话，我们就可以把癌症分类到基因突变那一类了。"更确切地说，我们只需要找到应对癌症关键基因的方法，就能解决困扰我们很久的基因突变问题。20世纪90年代就已经产生了可以直接以基因为导向的药物。比如说，由德国癌症研究专家阿克塞尔·乌尔里希共同参与研发的曲妥珠单抗（Herceptin）是一种作用于人类表皮生长因子受体Ⅱ的单克隆抗体，主要用于治疗某些HER-2阳性乳腺癌。

在这个基础上产生了新一代革命性免疫疗法：免疫检查点抑制剂（Checkpoint-Inhibitoren）。这种药物可以让免疫系统的"边检功能"更好地运作。因为有的时候这些"免疫哨兵"不能准确发现敌人。T细胞24小时无间断地在人体内"巡逻"，看人体是否会出现感染和其他问题。一旦T细胞遇到了其他的细胞，首先它会对其进行检测，判断该细胞是敌是友。在细胞的表面上会有一些特定的蛋白质，这些蛋白质好比细胞的身份证，可以囊括该细胞的所有信息。如果细胞表面的蛋白质显示该细胞是健康的，T细胞这位"哨兵"就会放行。如果蛋白质显示出这个细胞是癌细胞或者感染细胞，T细胞就会对其进行攻击。同时整个免疫系统会使用专门的免疫检查点分子进行定位，来保证T细胞的对外进行攻击过程不会伤害到其他健康的组织和细胞。有时，癌细胞会偷偷混过"检查"，它会在周围布上正常的检测蛋白，这个时候 T 细胞就无法及时发现并且消灭癌细胞，癌细胞就会在人体大肆蔓延。

在明白了肿瘤细胞的伪装机制之后，免疫学家们就一直在寻找一种可以让免疫系统识别这种伪装的方法。几年前，Darna-Farber 癌症研究中心的科学家们发现了一系列通过药物可以激活 T 细胞，并且让免疫检查点机制正常进行的方法。这些免疫检查点抑制剂在本世纪初就开始作为一种治疗方法投入使用。这种治疗方法发展得很快并且积累了很多的临床经验，因为它能够医治很多用其他方法医治不了的肺癌和皮肤癌病人。

"免疫检查点抑制剂疗法是一次巨大的飞跃，这种方法让那些毫无生还可能性的癌症病人找到了希望。"德国癌症研究中心的主任鲍曼说。但是这种药物跟其他很多抗癌疗法一样不是完全没有风险的。一旦免疫系统被刺激就会产生很多意想不到的副作用，有的时候会让病人中毒甚至死亡。Dana-Farber 癌症研究中心率先对首个免疫检查点抑制剂药物易普利姆玛（Ipillimumab）进行了临床实验，科学家们震惊的是，那些接受测试的晚期皮肤癌病人，10 年后依然存活。

除此之外还有很多其他的免疫检查抑制剂药物，其中最著名的就是 PD-1 抑制剂，这种药物也是主要由 Dana-Farber 研发。PD-1 位于在淋巴 T 细胞的表面，癌细胞会使用 PD-1 这种蛋白质来隐藏自己的身份从而混过 T 细胞的检查。所以科学家们很快发现，要是能够控制这种蛋白质就能在很大程度上防止病毒和癌细胞混过 T 细胞的检查。于是癌症中心的科学家和 Merck 制药公司共同研发了 PD-1 抑制剂。

2017 年 5 月，首个抑 Keytruda 药物可以用来治疗目前已有的所有癌症种类，通过这种方法可以根据不同的癌症种类有针对性地进行基因层面的治疗，不管是想要根除乳腺癌还是根除肝癌都可以。免疫疗法可以有针对性地通过基因修补的方式治疗不同的癌症。如果一个基因中的"修理工"不能够正常运作，那么整个人体基因就会发生紊乱，随之引发癌症。Keytruda 会让免疫系统的"哨兵"们在检查入侵细胞的时候无法分辨出那些被伪装的细胞。"要是能够抑制 Keytruda 的话，我们就能够取得巨大的成功，比起那些研究 PD-1 抑制剂的生物技术公司，我们可以治愈 20％ 的病人。"葛礼谦说。

各大医院的专家和研究员们想要知道，为什么还有80％ 的病人不能使用这种药物，怎样能够提高该药的治疗比例。目前第一步的尝试是将多个免疫检查抑制剂药物进行组合。"通过这种方式可以将治愈病人的比例提高到40%～60%"。葛礼谦说。医生们很有信心，通过飞速发展的大数据技术可让剩下的1/3的患者生还。目前最新的研究已经让88%的癌症病人可以得到有效的治疗，即使是这样，免疫疗法还是不能治愈100%的病人。免疫疗法的原理是在免疫的识别阶段让免疫细胞在不遗漏的情况下完全清除所有的异常细胞。但是要是整个免疫细胞完全没有识别功能了怎么办呢？当免疫系统已经完全没有能力识别癌细胞，对于外来细胞的攻击完全没有反应那该怎么办呢？

在药物研发者们还在努力钻研大量复杂的免疫检查抑制药物的时候，德国癌症研究中心已经有了一个新的理念，并且已经开始实施。"免疫肿瘤学的下一个阶段是我们的难点。"鲍曼说。即第三代和第四代免疫肿瘤学的新技术——从干细胞到遗传学的应用。

第二代免疫疗法在5年前已经在医院开始应用：CAR-T，嵌合抗原受体T细胞，是目前较为有效的恶性肿瘤的治疗方式之一。和其他免疫疗法类似，基本原理就是利用病人自身的免疫细胞来清除癌细胞，但是不同的是，这是一种细胞疗法不是一种药。CAR-T 可能是所有癌症研究方法中最极端的方法，至少它完全否定了基因测序、基因治疗、大数据和生物信息学。这种新的方法原理很简单：将癌症病人自身的 T 细胞提取出来后装载更多的免疫因子后再次注射到病人体内，得到了强化后的免疫细胞可以在短时间内迅速地清除病人体内的炎症和溃疡。

这听起来很像未来会广泛使用的疗法——在实验室修改过基因的杀手细胞。目前在技术上也取得了很大的成果：T 细胞修改后会具备自动吸引伪装后癌细胞的功能，与此同时，癌细胞会通过伸出某些分子与其他癌细胞对接而被迫卸下伪装，这些卸下伪装的癌细胞会立刻被免疫系统清除。这种方法很有风险，因为免疫系统的功能过度增强会带来危险。临床数据显示，很多接受 CAR-T 疗法治疗的病人大多死于免疫系统副作用。尽管如此，基因疗法还是展现了它成功的一面，尤其是在血癌的治疗上。基因疗法令许多患有某些白血病的病人在癌症晚期彻底被治愈。药物局一直在权衡药物的风险和效力，即使 CAR-T 疗法目前副作用很大，但是它确实能够很大程度上打击癌症，当现有的安全的治疗方法都无效的时候，医生会尝试使用可能具备风险的新疗法。

根据生物公司 Juno 的临床研究报告显示：改造过基因后的免疫细胞可以让一半的血癌病人免于癌症的困扰，总部位于微软对面的 Juno 是一家 2013 年建立的初创型公司，几年后迅速上市，2018 年的时候由 Genetech 以 90 亿美元的价格收购。

学术研究员和制药集团一直想要通过 T 细胞技术研发出新一级的革命性药物。推进该研发进程需要投入大量的资源。2017 年，Gilead 公司打算用 1 200 万美元来收购一家来自加利福尼亚的初创型公司 Kite。2017 年美国食品药品监督局批准了一项由 Kite 发明的淋巴癌疗法，"这是学术界克服重大疾病方面的里程碑事件——基因疗法从能够治愈病人的理论发展成了真正能够运用到抗癌实践中的疗法。"食品和药品监督管理局的局长斯科特·戈特利布在通过这项疗法的审核，并且将 CAR-T 疗法命名为 Yescarta 时说。

Kite 公司成了国家和生物技术创业公司成功合作研发出新技术的典型。Yescarta 的成功研发是建立在 21 世纪初美国国家癌症中心的科研基础上的。美国肿瘤科学界传奇人物史蒂夫·罗森伯格随后和创新公司一起合作加速新药的研发和其在市场上的推广。

正如葛礼谦所说的："为了能够兑现新技术给出的种种承诺，提高研发速度确实是很有必要的，并且那些由 T 细胞引发的免疫系统副作用也需要得到一定程度的控制。"药物研究员米歇埃尔·吉尔曼说："免疫疗法一直游走在疗效和副作用的边缘。"尽管 Kite 研发的这项疗法已经获得了美国食品药品监督局的批准，但还是有两名病人在进行 Kite 疗法的研究中死亡。造血系统受到的感染和异常细胞入侵后引发的副作用一样会危及病人生命。大部分情况下医生都能想办法避免造血系统的感染，但这要求医生有多年的经验和极其扎实的专业知识。因此基因疗法目前还在临床实验阶段，大约 21 世纪末 CAR-T 疗法会在全世界医院里有一个统一的标准。

肿瘤学上发生的快速变化让大学教育系统面临了相应的挑战。首个获得批准的基因疗法非常特殊：每年在美国就有 3 500 多名患有淋巴癌的患者报名参加 Kite 的 Yescarte 治疗实验，针对每个病人医生们都要单独做出医疗计划，每位病人的 T 细胞也都要分别进行制作。研究员们也会把这所有的病人分成小组进行管理。将基因疗法批量化是一个巨大的挑战，因为药厂目前只能够生产有限的癌症免疫药物。

治疗的花费也很高，Kymriah，首个在 2017 年秋天通过审核的癌症细胞疗法，病人需要付出 100 万美元的治疗费。但是，据制作这种药的 Novartis 公司说，如果病人在使用该药后的一个月内肿瘤没有转为良性，那么病人就不需要支付任何费用。制药公司还给主治医生配备了专门的算法系统，让医生可以有针对性地告知每位患者可能会出现的副作用。

没有软件的支持医生们是很难去管理数量庞大的新基因疗法的，同时也难以掌握治疗的进度。2017 年夏天，芝加哥美国癌症研究员年会上的肿瘤学家们首次展示了一种 CAR-T 疗法，研究报告中显示这种疗法是百分之百有效的：2 个月的时间里所有接受这种方法治疗的病人对疗效十分满意。这个研究的规模很小，只有十几位病人接受了治疗，这些病人都患有不同的骨髓癌。美国癌症协会会长肯·利希滕费尔德说："实验结果令人印象深刻。"化疗可以帮助到 30% 的病人，免疫疗法可以帮助 40% 的病人，基因药物组合可以帮助到 80% 的病人。"但是还是没有可以治愈 100% 病人的方法。"利希滕费尔德说。

然而，CAR-T 研究等有前途的发展都面临着挑战——将该疗法大众化。因为多发性骨髓瘤虽然不是极为罕见的癌症，但是却以每年100 000例的速度跃居男性疾病排名第二。快速研发一定数量的免疫疗法面临着诸多问题。肿瘤学家和技术人员很难在研究速度上取得更大突破。"对于发展的预期已经超过了发展本身真正能够实现的成果。"史蒂芬·格鲁普说，他是Philaderphia医院的肿瘤学家。这家医院已经对上百名患有白血病的儿童进行了T细胞治疗，他们的实验室还有50名医生和研究员正在对基因疗法夜以继日地进行研究。格鲁普和其他医生想要用基因疗法救助尽可能多的传统疗法无法治愈的病人。现在他们面临的问题是："如何通过合理分配资源的方式让病人的治愈概率最大化。"

出于这种原因，研究员们开始使用一种新的基因疗法抗癌：不是去一个一个地编辑病人的T细胞，通过新的CAR-T疗法（嵌合抗原受体T细胞免疫疗法）使用其他细胞也可以完成治疗。这种方法可以让人们更加便捷地从捐赠者体内收集干细胞，快速对其进行处理然后等待移植。这种方式很容易量产，因此成本会大大降低。编辑通用T细胞基因后，T细胞可以对所有的癌症进行攻击，所有的献血者的血液都可以提供这种通用T细胞，因此该细胞的供应是不会短缺的。"病人在患病后可以立马接受治疗，不需要像接受器官移植一样经历漫长的等待，更不需要经历医生将病人的T细胞进行改造后再移植到自己体内这个烦琐的过程。"舒利卡说。时间的确是一个需要考量的重要因素。临床数据显示，经历了漫长等待并且没有得到及时治疗的病人的死亡率明显上升。某些缺少免疫功能的婴儿会因为自身没有 T 细胞而死亡，一些病人在化疗过程中大量 T 细胞会被杀死。随拿随取并且供应量庞大的通用 T 细胞能够解决上述难题。

但是通用 T 细胞的优点，是建立在所有的临床报告已经证明向人体植入其他 T 细胞不会出现危险的基础上的，否则谁也不能保证这种治疗方法是否会带来致死的副作用。这也是接下来几年时间里科学家们面临的挑战。2017 年秋天，Cellectis 公司叫停了所有有关通用细胞的临床研究，因为有一位病人在研究过程中死亡。研究员们猜测是外来的细胞引起了机体免疫系统的强烈排斥反应。拿捏好细胞注射量又成了一个新的难题。

CAR-T 技术道出了一个我们所有人都应该注意的问题——我们可以对新疗法的风险有所掌控吗？"目前还没有确切的回答。"德国癌症研究中心的鲍曼说。但是这项技术是有未来的，随着时间的沉淀，我相信这个技术会慢慢成熟。例如现在我们已经拥有了"关闭"CAR-T 细胞基因的能力了，这种能力可以帮助我们降低 CAR-T 疗法出现副作用的概率。同样，我们现在依然还有很多技术上的难题需要突破，如何用 CAR-T 细胞高效打击癌细胞就是这些难题之一。"CAR-T 疗法目前在血癌的攻克方面十分有效，但是针对其他癌症还有很长的路要走。"Dana-Farber 的主任葛礼谦说。

肿瘤专家们正在寻找另一种速度更快、疗效更好的免疫疗法——注射抗癌疫苗。这种方法保证具备比其他疗法都低的风险，乍一听让人无法相信。这种方法真的有效吗？疫苗在抵抗流行性感冒和感染方面的经验真的也可以运用到消灭肿瘤中吗？

鲍曼说："跟流感疫苗注射的原理基本相似，抗癌疫苗和抗流感疫苗都是通过提前预防致病源的方式达到治疗疾病的目的。"病毒可以是癌症的一个致病源，例如，宫颈癌就是由人乳头瘤病毒（HPV）引起的，发现这个原理的豪森因此获得了诺贝尔医学奖。当时的豪森虽然已经 80 岁，依然受到了德国癌症研究中心的聘请为中心其他年轻医生提供指导和咨询。他的研究成果奠定了抗癌疫苗的基础。抗癌疫苗不仅可以治疗女性宫颈癌还能治疗男性肛门癌和阴茎癌。"除此之外，我们正在加大抗肠道癌疫苗研发力度。"鲍曼说。

　　除了预防性的癌症疫苗，各大公司的研究员们还动用了大量的资源来研究治疗性疫苗——药物疫苗，它可以帮助到已经患有癌症的病人。例如，肝癌很大一部分是由病毒引起的，通过药物疫苗对病人免疫系统进行刺激，可以令病人体内的免疫细胞消除这些病毒。

　　下一步是开发疫苗除抗病毒以外的所有功能：如，重新激活人体免疫系统消除有害的入侵细胞以提高免疫系统的抗癌能力。鲍曼强调："接种疫苗是抗癌斗争中十分重要的一环。"

　　新抗原一直是研发癌症疫苗的难点。因为新抗原会产生引起癌症突变的抗体，让人体分辨出健康细胞和癌细胞。它位于癌细胞表面并且参与了肿瘤从存在到增大最后到变异的全过程，在新数码工具和机器学习技术的帮助下人们发现新抗原可以清晰地展示免疫系统抗癌的全过程，这使得我们距离成功发明免疫疗法又近了一步。

　　肿瘤抗体疫苗的原理是这样的：首先对DNA进行排序，找到隐藏在健康细胞基因中的突变基因。然后生物信息学家通过算法寻找在细胞表面合成的新抗体和可以被免疫细胞"抓住"的突变基因。通过大数据分析技术生产相应的含有新抗原的疫苗——跟流感疫苗中失活的病毒抗原同样的原理。注射这种疫苗之后，人体的免疫系统可以更加精准地定位相应的癌细胞，并且保有持续消灭癌细胞的能力。这种技术可以将所有入侵的细胞杀得片甲不留。

"新抗原现在是研究的焦点。"鲍曼强调道。十几家初创公司都在研发新抗原抗癌疫苗。2017年夏天，两家成立时间不长的研究公司做出了一些富有价值的研究，这两家公司分别是Dana-Farber癌症研究中心的合作子公司和一家来自美因茨的生物技术公司。他们共同在《科学》杂志上发表了有史以来最重要的论文，并引发了全世界的轰动。该论文指出：如果将抗癌疫苗和免疫检查点抑制剂结合起来，可以实现双倍打击癌症的效果，改变多年来大众谈癌色变的情况。这种组合疗法，一方面负责释放免疫系统的全部功能，一方面负责提高免疫细胞的精准打击能力。

美因茨的初创公司BioNTech展示了13名患有皮肤癌的病人。在BioNTech公司创始人兼美因茨大学肿瘤研究部主任乌古尔·沙因的带领下，该公司研发出了一种RNA疫苗，医生们从注射过这种RNA疫苗病人的肿瘤上切下10种突变蛋白质，实验发现注射了疫苗的所有病人都出现了免疫反应，其中有 8 名病人在两年后依然具有抗癌抗体，5 名病人癌症再次复发，研究员们从 5 名癌症再次复发的病人中抽取 2 位病人进行免疫检查点抑制剂发现，有一位病人病情开始好转，另一位病人的癌症再次康复。这次使用复杂技术带来的轰动性的成果让这家公司成为生物技术领域的明星。BioNTech 还因此获得了上亿美元的投资。

同样还有两家公司获得了大量的投资，一家是在 2017 年夏天实验成功的 Neon Therapeitics，这家公司是 2015 年由 Dana-Farber 癌症研究所和麻省理工学院医学院的研究员成立，当时这些研究员们已经在癌症治疗放取得了许多成果，例如研发了一种基于 20 种从癌症病人的肿瘤细胞中提取抗原的 NEO-PV-01 疫苗。Neo Therapeutics 的联合创始人兼 Dana-Farber 癌症研究中心的肿瘤学家卡特琳娜·吴对免疫抗癌过程解释道："我们先将肿瘤的 DNA 测序，通过计算机进行数据分析出可以用来制作疫苗的肽，然后将该疫苗注射到病人皮下。"Neon 和 BioNTch 公司都成功治愈了皮肤癌。BioNTech 对进行过手术切除肿瘤之后的病人进行注射防止癌症复发，大部分病人接受注射病情稳定，只有少量病人的癌症复发了。

"机器学习可能是将这种技术变成一个可以针对所有病人、所有癌症类型的量产产品的关键。"Neon Therapeutics 的技术总监弗里奇说。只有在可学习型软件的帮助下，"分子图书馆"才可以被归置好，这种排列有序的"分子图书馆"对研发个性化药物十分重要。"信息学是最重要最根本的工具。"弗里奇说。这里说的信息学不仅仅是纯算法，还有训练机器的正确方法。深度学习是弗里奇的重要工具，"但是只有在填入了正确数据的前提下才可以"。吴和弗里奇想要联合所有医学技术实现一种极其精切极其个性化的医疗方式。因此，Neon Therapeutics 和 Crispr Therapeutics 建立了合作，来研究基因工具在机体的免疫功能中的精准运用。

医学家们对人类计划的希望之一是在基因层面找到癌症的要害。但是癌症的复杂程度超出了目前生物学已有的知识维度。很多癌症突变类型十分罕见，它们之中有的是可以被治愈的，有的则不能，有的癌症能够被免疫系统清除，有时新的免疫疗法不能令免疫系统发挥作用，有的癌症造成的溃疡无药可医。国家癌症中心的报告显示，目前至少有100种基因在抗癌过程中起着关键作用。

如果免疫肿瘤学可以根治癌症的话，所有的这些复杂的挑战就有了突破口。"为什么琼斯先生患有的肺癌就能够通过免疫疗法控制但是史密斯女士的就不行？尽管这两人患有的癌症都是肺癌，"葛礼谦在最近一次癌症研究中指出："可能因为免疫系统和癌症一样拥有不同的 DNA 序列，所以要想让免疫疗法在琼斯先生和史密斯女士身上都发挥同样的作用，需要我们对这两位患者的 T 细胞功能进行比对。"

Grial 是一家软件公司，同时也是一家生物公司，每位患者的血液样本中都能获取了 1 000 多 GB 的数据，Grail 会通过人工智能算法对这些大数据进行模型分析。"一旦我们的癌症血液预先识别技术标准化，Grail 很可能成为世界上最大的大数据公司。"Grail 的创始人和前谷歌顶级经理人杰夫·胡博说。

这项十分有野心的"液体活检"（liquid biopsies）计划是建立在一个医学上已经有了很长时间的共识的基础上的——通过血液检查可以比活体检查更早识别一些病症。在那些感觉自己身体并无大碍的病人的血液里可以找到疾病潜在的痕迹。现在部分诊所已经用液体进行活体检测来对癌症肿瘤进行分析。Guardant Health 等诸多创新公司已经为大众提供了血液检测服务，通过血液检查可以诊断出癌症或者让医生能够观察到疾病的发展过程。1948 年科学家就已经在血液中发现了一种游离的 DNA，1977 年发现这些游离的 DNA在癌症病人的血液中显得十分集中，随着后来 DNA 测序技术的出现，这些血液中游离的 DNA 成为诊断癌症的关键指标。"液体活检"技术被广泛应用到了对未出生婴儿的唐氏综合征的诊断上——通过母亲的血液就能对胎儿的 DNA 进行寻找和检查。

但是识别人体内不同的癌症形式——就像 Grial 计划的那样，是一次未来的冒险，尽管如此，还是有大量的投资者们排着队为这个点子投入大量资金：Grail 凭借这个点子获得了十亿美元的投资一跃成为世界上最有钱的私人生物技术初创公司。Grail 和 Denali，这两家明星生物技术公司拥有相同的投资人，他们分别有亚马孙创始人杰夫·贝佐斯、谷歌、比尔·盖茨、Johnson&Johnson、Illumia——世界上顶尖的 DNA 序列服务供应商。Grail 总部还拥有全套的 DNA 排序设备。

Grail 的研究员们现在正在测试一个大项目：从 120 000名女性的血液样本中过滤掉乳腺癌的早期 DNA 签名。通过统计研究员们发现，已经被过滤乳腺癌 DNA 签名的女性中还剩下 650 名女性一年内依然患上了乳腺癌。之后 Grail 对所有的样本进行了分析，想要确定DNA测试是否能够做到精准预知癌症。

　　尽管Grail在本世纪末可以研发出一套可用的癌症血液测试技术，但是很多癌症专家还是对Grail的DNA预测癌症技术表示怀疑。因为目前"液体活检"给出的指标反映的症状并不明晰，也就是说，这项技术很有可能出现误判和误诊的情况。一旦想要将这项技术推广到社会，让每年上百万的病人通过这项技术来进行癌症测试，这项技术就必须做到精准无误。因为试想，如果每年有上万名病人进行血液检测，但是得到的结果并不明晰，那么病人下一步的治疗该何去何从呢？

　　来自香港大学的生物学家卢煜明是第一个把"液体活检"技术当作癌症早期识别关键工具的人。在DNA血液测试的发展和孕妇测试标准的制定上，卢煜明扮演了很重要的角色。在进行了近乎20年的"液体活检"技术的研究后，2017年，卢煜明发表了首个血液中癌症识别的实体考察研究报告：他提取了20 000名没有癌症症状的男性的血液样本，研究血液中中国多发喉癌的DNA。309名男性的血液中出现了可疑的DNA痕迹，这其中有34名男性最终确诊患上了喉癌。在进行这项测试后不到一年时间，剩下的 19 691 名中只有一名患上了癌症——也是唯——位没有通过血液测试预知癌症的患者。同年夏天，Grail、初创公司 Cirina 和卢煜明签订了合作协议共同进行研究。

借助技术可以让一些癌症研究实验更有成功的希望，在很多实验室和公司里，尤其是在谷歌和蒙特利尔技术大学里，都在研究纳米机器人：这是一个微小的机器，在人体内进行操作并且记录数据，还可以精准地在肿瘤上释放药物。现在的技术已经能够实现人体传感器植入，只不过第一次试验要借助人工智能提取活体组织切片。科学家们想要将细菌和技术聚合制作一种微细菌生物机器，通过动脉输送达到消除癌症的目的。

这些技术组合真的可以在 10 年内实现？进步的速度是否会继续加快？去年的快速进步会不会只是一次短跑加速，在追寻突破的路上还有很长一段高原？"还要继续行进，这还只是冰山一角。"Dana-Farber 癌症研究中心的葛礼谦说。世界上所有的靶向药只能定位 600 种基因和蛋白质，不过每年科学家们还会研发上百种针对不同癌症的新药。

5年内进步的速度会以指数增长。"但是我们还要学习。"鲍曼说。微生物研究等专业学科会越来越重要。德国癌症研究中心的许多部门都在研究微生物，因为肿瘤也会在微生物上繁殖，一旦肿瘤在微生物上繁殖，人体皮肤表面就会出现丘疹，一项最新的研究显示，医生可以通过这些丘疹判断癌症是否对某些疗法具有了抗性。

总的来说，想要成为日益庞大的海量数据的主人，就需要有能够处理海量数据的生物信息学。

葛礼谦和鲍曼都认为抗癌不是一件简单的事情，它是一件相当复杂的甚至在未来还会更加复杂的事。它需要借助机器和新型数码工具的帮助，但是这没有让研究员们畏惧。"所有的这些不但不会让人气馁，反而会让人斗志昂扬。"葛礼谦说。因为现在一扇大门已经第一次向抗癌医生们敞开：一种真正个性化的医学。

第六章

合成生物学
被"打印"的肝脏，人造的精子和为大脑而造的"猫"
该如何修复并拓展我们的身体

在保罗（化名）第一次去看医生时，医生判断他的病情并无大碍。因为一个好动的小孩发生小腿骨折不是什么稀奇的事。但是几周后，当这位 10 岁的小男孩去家庭医生那里复诊的时候，医生发现他的小腿骨折出现了罕见的畸变。家庭医生判断这是一个特殊的囊肿，所以马上将这位小病人转移到了医院，通过医院的一系列检查之后，保罗被确诊患有骨癌。

保罗马上做了化疗，幸运的是化疗控制住了他的病情。但是肿瘤已经扩散到了骨髓深处，目前保证保罗生命最有效的方式就是对他进行截肢并终身佩戴义肢。有没有一种方法，重新复原一副健康的骨头，通过复原的骨头让保罗重新拥有健康的双腿呢？这个理念极具未来感，对全国的医生们也是一个不错的备选方案。保罗的父母来到加利福尼亚，一位叫做迈克·克拉森的专家为他们提供咨询。

克拉森是在旧金山大学医院研究癌症的分子生物学家。他建立了 4 家初创型公司，转卖了 2 家，剩下的 2 家由他担任董事，其中一家是专门研究肿瘤、神经学和血液疾病的公司。公司是一栋位于旧金山市中心的 27 层摩天大楼，它将硅谷沿岸的景色尽收眼底。毗邻硅谷的地理位置使得公司可以随时掌握硅谷的最新资讯，了解当下发展速度最快的生物技术。对于生物学家们来说，随时掌握自己周边那位一直在研发新技术，吸纳大量投资的"邻居"的动态是非常重要的。

克拉森提供咨询的主题之一是"生物打印"，借助这种技术人们可以在实验室里复制人类——从人造组织、人造皮肤、最终到人造器官。生物打印使用 3D 打印技术为病人打印相应器官，克拉森也对一位 3D 打印技术领域的领跑企业 Organovo 提供咨询，这家来自圣地亚哥的初创生物技术明星公司，其科学家已经从去年就开始在实验室里培育人体组织。目前这项技术的进展十分顺利：Organovo 公司用肺、心脏和肾的一部分组织合成了活体肝脏组织，几乎和真人的肝脏功能一模一样。

　　是不是可以用类似的技术来为保罗制作一条新的小腿呢？克拉森和保罗的父母共同制订了一个计划：幸运的话，保罗不仅可以拥有一条新的小腿，在医学领域还会引发一次轰动，进展缓慢的遗传生物学会突然看到曙光。几个月后，克拉森开始和全世界的生物技术公司的医生和专家们取得联系，他们迅速组建成一支团队，力争实现这个计划。计划的细节还未知，但是基本的设想是：对保罗用手术的方式切除小腿，不会给他安上假肢和钛合金替代骨，而是用工具留出小腿的位置。与此同时提取保罗的骨髓干细胞，然后将这些细胞发往初创公司的实验室，生物工程师们有 8 年的时间使用保罗的细胞来打印骨头。因为保罗现在的年纪还太小，需要等他长大了才能用一条新骨头替换原来被切掉的小腿。这种使用 3D 打印技术打印出来的腿跟假肢很不一样，因为打印的骨头拥有活体组织，它可以很好地与人体融合，慢慢生长。

　　生物打印技术的原理和传统的 3D 打印技术相似：首先在计算机上会有一张待打印物体的蓝图，随后数据会发送到一台冰箱般大小的 3D 打印机中，3D 打印机喷嘴开始根据输入的数据一点一点喷射物体的表面，最后像砌房子一样将一个物体打印出来。生物打印相比于传统打印不同的是，用来打印的液体不是硅胶和塑料，而是一种由活体细胞组成的特制凝胶。按照计算机的指示使用特制的细胞凝胶慢慢"堆砌"出人体组织。

位于旧金山海岸的 Organovo 实验室中正在上演着吸人眼球却有点惊心动魄的一幕：五颜六色的喷头喷印出人体的各个组织，让人不禁想起了美剧《西部世界》里机器使用生物打印技术组装出很多的活体人类情景。

当然，现在的技术还没有达到电视剧中的程度。但是，现在科学家们已经具备开始制作相对复杂的人体生物组织的技术了。克拉森说："目前的技术进步速度比之前快很多，20 年前我们的速度是现在的 1/3 甚至 1/5。现在，从单个的细胞到完整的生物组织结构，整个流程只要 18 个月的时间。并且科学家们能够使用不同的细胞制作大脑组织、肺组织、骨组织等其他不同组织。这一切都归因于电脑中越来越完备的涵盖了基因、蛋白质代谢和蛋白质分泌等信息的大数据。"

所有的这一切是 20 世纪 90 年代克拉森不敢想象的，当时他刚刚开始他的职业生涯。尽管这项技术的研发并不是克拉森经历的第一次生物技术大爆发，但它仍旧意义非凡。"随着不同新技术的爆发式呈现，那些十分复杂的模型和研究方法已经有望实现。"克拉森还说，"人类本身是不能处理海量的信息的，因为我们不能充分考量所有的结果和可能性。想要挖掘每个数据背后的意义，以此获得新的诊疗方法的灵感，必须借助智能机器的帮助。"

对人工合成组织的结构分析尤其需要机器。生物打印机生产的物质是动态的，这些物质是由"细胞零件"组成的细胞，它们逐个生长复制慢慢分化成组织，细胞间的新陈代谢可以由人工智能预估和识别。

Organovo 已经打印出了具有完整功能的肝脏组织，这些组织能在体外存活 1 个月。克拉森说："细胞生物组织的 3D 结构能让我们观察到实验室试管内观测不到的现象。或许在不久的将来会研发出一套针对肝衰竭的新疗法。"不过 Organovo 现在还在生物合成药物研发的测试阶段。这家初创公司投入上亿美元和一些可以从生物合成药物中获益的制药集团进行了紧密的合作。"要是人们可以相当便捷地在人工合成的生物组织上测试所有备选药物组合，药物研发的速度一定会大大提高，并且还能够持续不断地进行生物测试。"

克拉森说。

生物打印技术对药物测试非常有帮助，人们不仅可以合成正常生物组织，还能够合成病变生物组织。在计算机上载入相应的数据就可以合成酒精性肝炎病人的肝脏，在这种病变的肝脏上不仅可以测试药物的疗效，还可以用来研究疾病的机制和某些疾病中相关细胞的作用原理。"原则上细胞层面和器官层面的整个病变情况都能重构。"克拉森强调。

十几家用 3D 打印技术来制作人体替换器官实验室和公司提供了这样的可能性：哈佛大学的研究员们成功培育出了肾脏组织，其过滤功能和真人的肾脏过滤功能一样。瑞士苏黎世联邦理工学院的安德烈教授和其他研究员们一起用细菌研发了一种"活墨水"。不同种类的细菌功能不同，比如说木醋杆菌（Acetobacter xylinum）能产生一种适合治疗烧伤的纤维素。

对大自然进行人为的复刻只是飞速发展的合成生物学的一部分。越来越多的医学家和生物工程师在分别设计新的人工生物系统、生命体和生物工具。例如正在研发的新人工蛋白质，使用细菌和纳米粒子制作的生物传感器——这些传感器易于吞咽，可以预警人体内的毒素和重金属含量。科学家们在尝试合成精子、卵细胞甚至是基因，它们想要在实验室中创造生命。

合成生物学是诸多学科的聚合，它综合了化学、物理学、生物学、计算机科学、机械制造和电子学，是一个相当广泛的领域，对它的定义有很多种，目前比较合理的定义是：合成生物学是一种将医学和生物学作为技术手段的一种尝试，是富有创造力且想要颠覆传统的工程师们发挥能力的舞台。

目前还在研发一种新的治疗手段，那就是通过向心脏注射能够进行光合作用的细菌的方式来防止心脏病。心肌梗死出现的原因有动脉堵塞以及相应心脏组织的衰竭，虽然说手术能治愈心肌梗死，但是病人必须在发病的一两个小时之内进行手术，一旦错过治疗时间心脏就会损坏。为了突破这种时间上的限制，医生们一直在寻找另一种改善心肌供氧功能的方式。淡水中的蓝藻细菌可以通过光合作用产生氧气，研究员们将蓝藻细菌注射到心肌梗死的老鼠体内，同时提供足够的光照，随后小鼠的心跳恢复了，相较于那些没有得到及时治疗的小鼠的心脏，注射了蓝藻细菌小鼠的心脏功能明显好转。

这种借助光合作用来治疗心脏病的理论之前被看作是空想，多亏了越来越智能的计算机，现在这项理论为心脏病病人带来希望的曙光。技术的进步带来了大量的疗法趋向成熟，许多初创公司，实验室和越来越多的大集团都开始向Organovo公司一样进行人体组织的生物打印技术的研究。科学家们已经研发出了人造皮肤。

皮肤的生物结构相对简单，相比于其他的生物组织更易合成。2017 年春天，西班牙科学家在 35 分钟之内就能用生物打印机打印出 100 cm² 的皮肤。机器将真皮层细胞和表皮层细胞垒起来，层层堆叠打印——每层细胞都具有活性，可以慢慢生长。人工合成的皮肤已经成功地移植到小鼠身上了。"这次实验的成功表明生物打印技术是可以为治疗提供具有生物活性的皮肤的，并且这种合成皮肤可以在工业上进行量产。"马德里大学的研究员在展示生物打印机时说。这对于严重烧伤病人和患有严重皮肤病的病人来说是一次福音。化学企业和化妆品企业也在生物打印技术方面投入了大量的资金，因为他们可以在人工皮肤上测试他们的产品。

欧莱雅公司已经在实验室合成了人工皮肤，不过这种皮肤还不够逼近真人皮肤。2015 年欧莱雅公司开始和 Organovo

公司合作想要改善人工皮肤合成技术。另外，欧莱雅还和一家法国初创公司 Poitis 一起研发人工发根——一项比打印人工皮肤复杂得多的技术，因为发囊是由 15 种以上的细胞构成的。宝洁公司也在 3D 打印机技术上投入了大量的技术来测试公司产品的副作用。

生物技术公司下一步想要做的是直接在特定患处打印皮肤，不通过手术来移植，这可以节约大量的时间，减轻病人的痛苦。美国初创公司 Renovacare 研究了一种"伤口喷枪"，直接在烧伤的伤口处喷射皮肤干细胞。

市面上已经有了 100 种医学 3D 打印机，生物打印的应用面也越来越广。几乎所有大型制药公司和医药技术生产商都在进行合成生物学研究。瑞士制药公司 Roche 和两家生物技术创业公司一起研发人造胰腺。西门子公司正在研究"在生物反应堆中制作器官的操作系统"，还和维尔兹堡大学一起进行再生药物的研究。在这次合作中，研究员们成功合成了人工气管并且将其成功移植到了一名患有严重呼吸疾病的病人身上。维尔兹堡大学的研究员们还在开发一条自动生产人工皮肤的生产线。

经历过一次又一次生物打印技术的爆发后，美国国家局2017 年年底首次提出了技术的控制和加速指南。"目前可以打印医学机器、药物和人体组织的 3D 打印技术被看作是具有未来感的技术，但是它并不是像科幻小说一样遥不可及，人们马上能在现实的地平线看到这项技术的痕迹以及这项技术能够带来的诸多现实意义。"美国食品药品监督管理局的局长斯科特·戈特利布说，"我们要加速推进生物 3D 打印技术，欧盟已经开始实施相应的计划了。"

组织和皮肤只是第一步，实验最终的目的是在实验室中合成重要的人类器官。每年在全世界范围内都有 130 000 例器官移植。这是一个相对较少的数字，不是因为需要进行器官移植的病人人数很少，而是因为心脏、肾脏、肝脏和其他器官的捐赠量非常少。器官移植的等待期非常长，很多人在还没有匹配到器官的时候就已经离世了。2016 年，德国就有一半的器官待移植病人在等待期死亡。英国的病人等待一颗新肾脏的时间是一年半，美国的专家统计，要是病人能够及时获得捐赠器官，每年可以减少几千例的死亡。人工器官的优点非常明显：不会再有人需要等待器官捐赠，也不会有患者直到死亡也没有得到合适的器官。

很多专家坚信：几年后就可以使用生物打印技术打印出第一个人类器官，5年后就可以将人工打印器官移植到病人身上。因为那时的技术会发展到不仅仅只是能够打印组织的程度：相应器官的组织凝胶会在实验室备好，电脑可以对器官的各个细微的部分进行编辑，然后在3D打印机中打印出特定的可以生长的活体器官。

Organovo实验室合成的与真人肝脏组织拥有同种功能的人工肝脏组织表明，人类不久就可以合成肝脏器官了。在合成人工肾脏方面科学家们的进展也很顺利，科学家们已经用20年的时间来模仿肾脏的功能，想要解救上百万进行肾脏透析的病人。肾脏透析对病人来说是花费极其高昂，并且透析过程对病人来说十分痛苦。哈佛的研究员们已经成功地打印出复杂肾脏结构中的关键部分——过滤肾脏血液的肾原。如果人们可以复制出肾原的工作机制，理论上就可以成功合成肾脏器官。

相比肾脏和肝脏，想要在实验室合成心脏则艰难得多，因为心脏内部的几何构造十分复杂。不过人们有望在材料学上寻求突破：苏黎世联邦理工学院的研究员们用硅胶制作了一个心脏，这个硅胶心脏十分接近真人心脏的构造，并且还能像真人的心脏一样跳动——虽然只能跳动一会儿。这种硅胶心脏的腔室是由一个外部的泵来驱动的（模拟真心脏的肌肉），在跳了 3 000 下之后这个硅胶心脏开始"累了"。"这个心脏跳动不能超过 45 分钟。"研究员们在《人工器官》论文中写道。是的，现在已经有了针对器官工程学的学术出版物了。

如果说人类制作完整功能的器官需要等 30 年的话，我们现在已经走到了研发的中点——人类已经可以在实验室里合成一种迷你器官了。这种"小器官"又称"类器官"，可能是合成生物学上的一次重大突破。"小器官"在实验室培养，它是器官形成初期的雏形细胞片，和器官具有相同的应激力。"小器官"几年前就已经研发，并且在许多医药领域已经投入使用。研究员们发现，他们可以在实验室中刺激干细胞，让干细胞像在人体中一样进行分化。这是"小器官"形成的学术基础。科学家们通过模拟人体内器官形成的环境发现，干细胞可以在这些环境下合成大脑、肝脏和眼球的类似结构。即使"小器官"还处于器官形成初级阶段且只是一些非常小的细胞片，但是这已经是合成人类器官路上非常具有里程碑意义的事件。"肠道小器官"已经可以像正常的肠道进行消化，

"味觉小器官"已经可以感知香味。

"小器官"的分别由两位维也纳分子生物研究中心的科学家研发，他们分别是美达林·兰开斯特和于尔根·诺布利奇。他们在用干细胞在培养皿中培养了"迷你大脑"。起初，这个在培养皿中看起来不成型的游离细胞貌似并不能带来生物技术上的突破，但是随着这些毫米大小的细胞群慢慢的开始有了大脑的雏形——就像孕妇子宫中胎儿的大脑慢慢开始形成一样。这个"迷你大脑"已经有了6层大脑皮质和活性神经元。于尔根·诺布利奇说："最令人惊奇的是，这些神经元可以发挥作用。"

在大脑皮质"迷你大脑"的帮助下，"小器官"可以自己学会大脑的基本结构。不仅可以习得神经元的代谢过程，还能习得各个脑细胞连接成神经网络的原理。它很有潜力成为最精准的模型，可以用来分析各种不同神经性疾病的形成原理并找到战胜这种疾病的方法。因为"小器官"是专门用病人的干细胞培育出来的，所以人们可以借助它来研究患有阿尔茨海默病和帕金森综合征等神经性疾病的病人和正常人之间有什么区别。

科学家们的研究结果表明，人们可以通过干细胞培育出所有的"小器官"。一方面，这些"小器官"可以习得人体的生物学进程，另一方面，人们可以在这些器官上进行临床测试加快新疗法的研发速率。现在几乎所有的医学领域里都有针对"小器官"的研究项目。例如，在德国癌症研究中心就有一整个部门专门研究"小器官"。

越来越多的科学家试着在"小器官"上进行新疗法的试验，由于"小器官"来源于患者本身的干细胞，所以这项实验能够做到个性化，即针对病人不同的情况选择不同的治疗方案，例如个性化定制疗效和预估副作用。荷兰的医生为病人制作了上百个消化系统，"虽然迷你大肠很小，但是它的功能很完善，"技术先锋汉斯·克利弗斯博士说，"除了血管和肌肉，迷你大肠什么都有，只不过它的体积较小。"有了"迷你大肠"，人们就可以在其表皮进行药效测试，并且可以一直测试到找出有效的药物组合为止，不再受到时间的限制。

科学家们的实验已经进行到了下一个阶段：人们想要将"类器官"培育到可以直接移植到人体的大小，例如培育出可以移植到人体体内的"人工卵巢"。一家美国医院的医生们成功地造出了一种拥有卵巢类似功能的人工组织。这项实验只在小鼠身上进行还没有在人体上进行试验。一周后，这种移植到小鼠体内的人造卵巢已经可以产生多种荷尔蒙。合成生物学很有可能在提高人类生育能力方面起到帮助。因为体内的某个生物器官出现故障，上百万的人类天生就丧失了生育能力。另一方面，重新赋予某些人生育能力是能够带来很高利润的行业，因为没有生育能力的人愿意花巨额的费用来生一个自己的孩子。恢复生育能力的药物经过几年的发展已经有了明显的进步，人工授精、激素疗法等其他的医疗手段也帮助了很多人重获生育能力。但是，依然还有很多人无法恢复生育能力。越来越多的将近40岁的夫妻想要有孩子，但是他们的身体素质已经达不到人工授精的条件了。这是一个日益严峻的问题。

要是可以对干细胞进行编程，让它长成"迷你器官"，那么是不是可以"命令"干细胞长成精子或者卵细胞呢？理论上是可以的，只要人们知道细胞的分化原理。科学家认为，要是人们可以复刻出细胞分化的每个环节，是可以实现在实验室内培育器官的。这也是合成生物学的核心理论。

即使"小器官"已经成功研发，即使人们已经拥有了让干细胞定向分化成相应组织的技术，却始终没有人能够让干细胞分化成人的生殖细胞——精子和卵细胞。不过，取得这项突破只是时间问题，日本实验室的科学家们通过人工合成的小鼠生殖细胞顺利培育出了一只人工小鼠，小鼠生殖细胞由小鼠尾部的干细胞合成。科学家们在《科学》杂志上通过20页的论文对这项复杂的实验过程进行了详细的阐述。值得注意的是，这次实验的成功不是一次偶然事件，因为科研人员很早就开始对这条路进行规划和准备了。

学术上的进步吸引了大量的生殖医院和制药公司来进行投资，因为这些公司一旦能够掌握实验室百分之百成功培育胎儿的，就能够获得丰厚的商业利润，并且在生殖药物的研发方面也可以得到许多新技术的支持。哈佛大学干细胞研究中心已经开始将基因编辑技术和干细胞研究结合在一起来人工培育胎儿。生物打印、"类器官"技术、基因编辑和干细胞技术，将它们组合在一起，很大程度上可以实现人工培育胚胎。只需在合成生物学的道路上跨出第一步，很多看似不可能的事情都可以成为现实。

美国密歇根大学的YouTube频道通过视频直观地呈现了一个加速后的干细胞分化视频，人们可以在这个视频中清楚地看到干细胞在 4 天的时间内形成类人类胚胎的全过程。这所大学的生物学家一开始是想要利用生物打印技术，用胚胎干细胞打印一个大脑组织。出乎意料地是，随着干细胞的加速分裂，慢慢形成出胚胎标志。研究员们没有制成"小器官"反而意外地制成了胚胎。但是这个在实验室培育的胚胎并不能长成人类，因为胚胎缺少心脏细胞和大脑细胞。研究员们随即就陷入了伦理难题——培养皿形成的到底是什么？哈佛的科学家将它命名为"SHEEF"这是英语"拥有类似于胚胎作用的人工合成的人体部分"的首字母缩写。

剑桥大学的研究员们用不同的干细胞成功合成了一枚"年龄"为 6 天的小鼠胚胎。这项技术被科学家命名为"合成胚胎学"的技术。即使这项技术一直在道德伦理上受到争议，密歇根大学的科学家们依然没有停止对于胚胎的研究。不只是密歇根大学，相当多的研究团队都在紧锣密鼓地进行着胚胎实验，他们想要用简单的分子组成复杂的活体细胞，抢占"创造生命"的先机。

科学家们想要扮演"上帝"的角色，这已经不是什么新鲜的观点了，现在，在技术推动下，它越来越有可能成为现实。在培养皿中创造新生命是小小的一步。一个科学团队尝试通过自主编辑基因的方式创造一个新的酵母基因，这个科学团队由来自四大洲的 12 个实验室的研究员组成。一旦人们开始尝试人工合成基因，那么在未来一切皆有可能。因为基因是所有生命结构的"形成指南"，掌握这本"指南"就能够"设计"新生命。

创造出来的新基因可以在很大程度上影响医学：生物工程师们可以制作生物替代物和试验组织，相比于使用生物打印技术，整个制作过程更加高效，制作出来的实验组织和生物替代物的质量也更好。"什么是生命？"一个新的问题应运而生。生产全新的器官的道路有望开启，在未来人们甚至可以创造出地球上不曾存在的生命。

这一切都不是幻想，在先进的技术和强大的智能机器的帮助下，科学家们在全新道路的开辟上快速行进。即使在基因这个十分复杂的层面，科学家们也敢于尝试——用实验室合成的全新的基因来制作一个全新的生命。这个极富争议的计划于 2016 年由一个生物技术团队发表在《科学》杂志上。这项计划被命名为"HGP-write"，由纽约大学医学中心的杰夫·博伊科带领的团队执行。同时 Crispr 技术的推广者乔治·丘奇和合成生物学专家帕特也参与了这个计划。帕特 2012 年出版了《第二世界：合成生物学是如何改造自然和我们的》，书中描述了被合成基因强化的人，他们对病毒免疫。

人类可以被合成基因强化，这还不是合成生物学发展的顶点，一个合成人和机器共存的生态才是。这是硅谷最喜欢主题，针对这一主题总能够源源不断地迸发新的创意点。"脑部计算机接口"，一个各大硅谷的创新企业都在抢着研发的热门领域，吸引了大批硅谷的公司对其进行投资。硅谷创新代表人物埃隆·马斯克，2017 年宣布成立 Neuralik，这家公司花费上百万美元来研发用来建立人脑与电脑之间联系的"大脑调制解调器"。

"人机对话速度十分缓慢，信息传递的准确率也不高，"马斯克说，"想要改变这种情况，必须在人脑中植入芯片来构建人脑和电脑的直接网络。"人脑和电脑间的直接网络可以让人类更好地与人工智能"沟通"，人工智能也可以更加高效地学习，提供更好更精准的服务。2030 年，人脑芯片植入技术就能实现，当然植入芯片的人不仅可以跟机器交流，还可以与其他植入了芯片的人交流，相当于心灵感应一样。

技术上到底可以实现到哪种程度，针对这一点，马斯克并没有详细展开，也许是因为他不想在大众面前过多曝光，也许是因为他还没有在实际层面执行计划的确切方针。但是这个计划绝不是一纸笑谈，因为在硅谷还有很多其他的企业也在这个领域进行研究，Facebook 就是一个代表。

从外表看起来，谷歌的各个大楼没有什么太大的区别，外表平平无奇的 8 号建筑是谷歌的未来实验室，是最有可能实现科幻小说情节的实验室，这些未来项目很有可能在 10 年内实现。谷歌总部大楼斜对面的地方也秘密进行一些项目，但是那些公司技术部的工程师们最终还是要向谷歌的软件开发师寻求帮助。每年这些公司都要召开一些技术交流会，在外部技术公司的支持下实现产品的可靠性以及开发产品的一些新功能。

2016 年 Facebook 在旧金山的一个码头召开了发展大会，扎克伯格在大会上首次披露了 8 号楼进行的未来项目：感应输入和通过皮肤听取信息。项目原理由前美国国防部高级研究计划局局长兼 Facebook 秘密实验室项目的发起人雷吉娜·杜甘来介绍。

人们在研究一种"非入侵式"脑部计算机接口，通过接口，大脑只需要通过想的方式就能在计算机上输入文本和邮件信息。"非入侵式"的意思是，这些设备这不是埃隆·马斯克所说的植入大脑的芯片，而是一个可穿戴的大脑前额绑带设备或者腕带设备——通过这个腕带人们未来可以通过皮肤"听见"信息。

　　大脑调制解调器需要跟电脑的调制解调器有一样的功能。之前是通过红外线光谱来测量大脑活跃程度的，工程师们在想办法研发出一个可以用光信号来读取大脑皮质中产生的神经信号的装置——这种光信号可以是激光或者 LED 光线。Facebook、伯克利大学、旧金山加州大学和约翰·霍普金斯大学一起进行该项目的研究。这个项目由神经学家马克·雪佛莱主导，旨在识别出大脑中的语言信号并且将这些语言信号以每分钟 100 字的速度转录计算机上的文本。"我们想要在人们说出口之前就截获这些语言信息，在未来人们可以不用说出口就能够表达信息。"雪佛莱说。这个项目是神经学在大脑理解机制研究上的里程碑项目，未来可以用来治疗半身瘫痪。对于 Facebook 来说这种全新的交流的方式可以带来巨大的商机。

　　这听起来很疯狂，是不是太像科幻小说了？但是美国的国防部长可不认为。美国国防部对这个项目进行了 6 500 万的投资，旨在支持开发"脑部电脑接口"，并通过机器来克服一些人类疾病（瘫痪，失明，语言障碍等）。工程师们研发了一种"全息显微镜"，这种显微镜可以用来观察神经。沙粒般大小的"神经颗粒"可以作为一个灵活的电路植入到大脑，通过虚拟皮质中可植入的发光管二极管令盲人重见光明。

美国国防部大部分的资金都投给了硅谷南岸圣何塞的初创公司。这些初创公司的成立人都是纳米技术专家和斯坦福大学的神经学家，他们想要研发一种可以通行大量神经信号的"大脑宽带"。美国国防部对"输入 / 输出汽车"（NIOB）项目进行了大量的投资，"输入 / 输出汽车"其实是一个只有一分钱硬币大小的可植入的"大脑调制解调器"，可以在人脑和计算机之间进行高速的数据传输。这种高效的调制解调器的传输速度可以达到 1 GB/s，同时可读取和分析 100 万条神经元的信息。这种极高的传输速度可以实现感官修复。2021 年会正式开始对那些因 ALS 神经性疾病而丧失语言能力的患者进行 NIOB 的临床实验。

那些距离明镜周刊驻硅谷办公室不远的小型初创公司也很有野心。硅谷最著名的女发明家在硅谷成立了一家公司，专门研究"大脑电脑接口发展项目"，这位发明家就是玛丽·娄·杰普森，她是麻省理工学院的教授，负责 Facebook 的显示技术和 VR 技术，同时也是谷歌秘密研究室的研究员，创新项目"每个孩子一台笔记本电脑"的发起人和主导人，这是一个旨在为发展中国家的儿童提供单价 100 美元的笔记本的项目。因为发起了这个项目，玛丽被《时代》杂志评为当年全球 100 大影响人物。

玛丽·娄·杰普森想要研发出一个名为"Super MRT"的设备。起初他们并没有寻找投资人，只是在一个想法的驱动下就开始了研究。尽管如此，这个项目还是吸引了大量投资。"这个项目只有 5% 的成功率，可一旦成功，就会改变世界。"杰普森说。设计"Super MRT"的逻辑是：核磁共振成像仪、计算机 X 线成像技术等高分辨率的诊断工具已经可以将诊断结果清晰反映，要是人们将这些诊断工具做成可以穿戴的帽状机器，并且以一种低成本的方式持续对大脑内部的每个血管进行观测的话会怎样呢？

"Super MRT"原理是：通过一种新型的"光电设备"（一种配备高清液晶显示仪和身体温度传感器的 MRT 录制设备）深入到人体内部。这是简短的介绍。这个录制系统不仅可以"读取"还能"写入"信息，通过在身体特定部位上固定光信号来消除肿瘤并且保留执行的历史记录。

心灵感应可能只是这次"登月计划"的副产品，杰普森说。但是她研发的"Super MRT"可以将人的大脑通过网络连接起来，她早就料到了外界对她研发产品的质疑，她说："是的，MRT 确实可以提前展现出大脑中所想之事，并且还能够呈现出人看见事物的大脑成像。"很多研究结果表明她确实已经准备好了。神经学家们也十分相信杰普森的理论。她正有条不紊地进行她的计划，2019 年开始对新模型进行测试。

这些新的医学技术显得极具未来感，合成生物学使用的一些研究方法也相当大胆。以后会通过连接人类和机器的方式实现进一步目标，为人类带来全新的，更好的生活。

第七章
———

活 200 岁
我们如何变老，硅谷乌托邦学者的永生计划

　　即使是在硅谷这个充满各路"新新人类"的地方，彼得·蒂尔也是一个相当特别的存在。每年他都会给辍学创业的大学生提供大约两千多万美元的奖学金。他说："未来世界到底应该怎样？为什么我们只能发明Twitter而不能发明会飞的汽车呢？"

　　蒂尔是一个特立独行的人，他总是想要逃脱主流的束缚去做一些与传统价值观相违背的冒险。因为他公开支持特朗普"重振美国"，硅谷的自由派十分讨厌他。

　　蒂尔是一个非常激进的人，但同时也非常聪明。他毕业于美国精英大学斯坦福大学，创立了在线电子支付服务 PayPal，他还是 Facebook 的天使投资人，是扎克伯格的知己，在 Facebook 银行里有十多亿美元后，他们把上百万美元专门用来进行风险投资。他的决断很少出错，他有许多构想。"现代社会最大的任务就是攻破死亡从未能够解决的难题。为了达到这个目标，我一定会竭尽所能。"蒂尔说。

蒂尔一直想要建立一个更加美好的未来世界，这和他年轻时喜欢阅读科幻小说有关，过去的几年时间里，他已经对那些延长人类寿命和再生医学进行研究的十几家公司进行了投资。他给 Methusalem 基金会投放了 350 万美元的资金，该基金旨在 2030 年实现延长人类寿命的目标：让 90 岁的人看起来像 50 岁。蒂尔想要知道人类是否可以活 200 年，或者换句话说，人类是否能够在 120 岁的时候依然健康和充满活力？

硅谷有很多尝试回答上述问题的初创公司。"长寿项目"虽然小众，但是也不能阻止它吸纳大量的投资。硅谷进行抗老研究的明星企业 Unity Biotechnology 收到了大量的风投，该企业正在做的事情就是延长人类的健康时间，让人们可以在高龄的时候依然保持身体健康。Unity Biotechnology 的创始人说："试想一下，即使在未来你已经高龄，但是比你年纪更大的父母却没有任何病痛，一个完全没有病痛的世界，这难道不是一件值得全人类欣喜的事吗？"正是因为创始人的这番愿景，蒂尔为这家公司投资了上百万美元。

Unity Biotechnology 的创始人曾经在 Mayo 医院进行过老龄化研究，2011 年，他在《自然》杂志上发布的研究表明：当人们定期地将小鼠不能进行细胞复制并分化出新组织的老化细胞进行清除，会发现小鼠的寿命可以延长。腕部，眼睛，这些部位容易出现衰老的标志就是因为这里老化细胞的堆积，科学家们怀疑这些老化细胞会分泌出一种令身体老化的物质，一旦清除这些老化细胞，老化过程就会停止。

实验显示：那些被移除了老化细胞的年轻小鼠一直可以保持年轻，移除老化细胞的老年小鼠停止了老化过程。下一步，科学家计划在人体上进行尝试，想要观察这种"移除老化细胞延缓衰老的方式"是否能在人体上奏效。第一个人体延缓衰老临床试验在关节炎病人身上进行，研究员们对关节炎病人注射可的松（一种类固醇激素），这种激素可以让已经老化的细胞产生一种能够消炎的蛋白质。新的生物科技药物通过代谢所有的老化细胞的方式让病人的关节再生，通过这种方式不仅可以将病人的关节炎治愈，还能让病人的关节恢复到初始健康状态。

Unity Biotechnology 的该项生物技术药物获得了 130 万美元的投资，这些投资人除了有蒂尔还有亚马孙的创始人杰夫·贝佐斯。能拉到这些"明星投资人"并不是什么罕见的事情，因为所有进行"永生"项目研究的公司都能够得到许多大型投资人的青睐。延长寿命，一直是科学家和硅谷的创业者们谈论的热门话题。硅谷的投资人和科学精英们认为，我们的基因并没有为我们最长能够获得的健康时间设置"限度"，通过不断进步的科学知识和不断发展的技术人们有望战胜死亡，或者说至少能延缓"死神"的脚步。只要人们能够明白人体生命进程的各个基础原理，身体就是一个可以被操控的信息处理系统。动脉堵塞，脑细胞死亡，肌肉性能递减，这些都是细胞核功能出现障碍的标志。硅谷想要通过阻挡系统故障的方式来让操作系统一直持续更新，正常运行。

这并不是异想天开，因为 19 世纪末人类的平均寿命只有 40 岁，现在人们的寿命相比于当时已经翻倍，这都得益于疫苗、抗生素等医疗进步，如果医疗技术继续发展，未来人类的寿命还可以延长 40 年。很多疾病因为老龄化的影响变得更加复杂，所以癌症和阿尔茨海默病的治疗难度比结核类疾病大得多。

　　进行"长寿项目"科学家们分为两个阵营，一类是研究"健康区间"的 Unity Biotechnology，这类公司的目的不是为了延长人类的寿命而是想要延长人类的健康时间。另一类是想要实现人类"永生"的幻想家。他们认为："人类的健康区间并没有一个特定限度，有可能是几十年，有可能是几百年。我们不能把人体看作一台机器，只能通过修理的方式去延长机器的使用年限，过去出现的抗生素和外科手术无非也只是类似修复机器零件一样，对人体进行修复。"

　　"我有一个想法，对老化过程进行编程，一旦老化过程可以代码化，那么这些代码就一定有相应的破解方式，"韩国裔教授年俊说，"一旦人们能够破解代码，我们就能像黑客一样修改整个老龄化程序。"为了实现这个计划，他设立了 Palo Alto 奖，用来吸引全世界的技术天才实现人类永生的第一个目标：通过编码的方式把小鼠的寿命延长一倍。

　　"长寿"成为硅谷的话题并非偶然，因为硅谷崇尚创新，敢想敢做，即使很多想法在现在看起来显得天马行空、遥不可及，但是许多改变世界的创新技术公司都诞生在这里。在硅谷，只要你有改变世界的愿望，有着为全人类谋福祉的信心，即使你是一家刚刚成立的橱窗公司都不会缺少人才和资金。硅谷的诸多技术大集团现在正在计划于 2020 年建立一个全人类基因数据库，数据库一旦建立完毕，人类寿命又能延长几十年。

"永生派"也分为两种类型，大部分的人都是想要通过技术手段来掌控人体的衰老进程，另外一小部分人则是想要把人体和机器相结合，因为人体的器官是具有生命周期的，使用机器替代某些器官的功能说不定能够让人类永生。当然，这种想法建立在飞速发展的工程技术和生物技术上。荣获了 21 个荣誉博士学位的雷库兹·韦尔还发明了一种混合了 150 种药物的"药物鸡尾酒"，这种"药物鸡尾酒"中含有人体所需的各种维生素、矿物质和酶等，减去了人们服用许多药物的烦恼。科学家们都希望用各种方法将人类的寿命延长。雷库兹·韦尔说："这个目标在 2045 年很有可能会实现。"

不久之前，互联网和自动驾驶汽车一直是科幻小说的情节，但是 20 年间技术改变了这一切。硅谷的极客们用实际行动向那些质疑者们证明，一切看似不可能的创意都有实现的可能。"上百人想要说服我无人驾驶汽车不可能出现，不过事实证明我确实通过无人驾驶汽车改变了整个汽车行业的生态。"曾经引领谷歌公司人工智能革命的 AI 专家塞巴斯蒂安·特龙说。硅谷的技术人员对外界怀疑的声音早就习以为常，但是他们并没有放慢对晦涩难懂想法的探索。

彼得·蒂尔是奥布里·德·格雷最大的投资人，奥布里·德·格雷创立了 SENS 研究基金，基金总部刚好位于谷歌总部旁边。奥布里·德·格雷将自己称为"生物医学里的老年病学家"，但是在剑桥学习信息工程的他没有任何医学背景，所以当他说出这番话时所有的医学家和生物学家都表示诧异，甚至认为他是个不知天高地厚的空想家。

奥布里·德·格雷，一位胡子长到几乎垂到肚子的瘦小的英国人，从 20 世纪 90 年代开始一直致力于老龄化问题研究。他已经找到了 7 个可以用来攻破老龄化问题的细胞衰变区域，他强调："我想做的不是简单将人类的寿命延长，而是想要延长人类的健康时间，即让老年人也不受到病痛的折磨。"像维修汽车一样持续不断地修复身体的"磨损"是不可行的，因为一辆汽车通过维修最多也就能保持 15 年。如果我们把视野转到分子内部，一旦我们有办法解决分子问题，人类的寿命甚至能够延长至 1 000 岁。

人类自古以来就在追求永葆青春甚至是永生，一些出现在神话故事中的情节也会给未来医学数字化工具的开发提供灵感。很多神话故事中都有使用血液维持寿命的情节，例如吸血鬼可以通过吸食人类新鲜血液的方式获得永生，17世纪匈牙利的女伯爵也尝试着在新鲜的血液中沐浴来保住青春。"新鲜细胞疗法"也是受到这些神话故事的启发，从血液中提取出一种"精华细胞"，从此利用新鲜血液延缓衰老不再只是童话故事里才会出现的情节了。

2014年，斯坦福大学神经学专家将年轻小鼠和老年小鼠的血液循环系统连接成一个血液系统，他们惊奇地发现老年小鼠的认知能力得到了很大程度的改善。同时，哈佛大学的干细胞专家艾米·韦戈斯也发现，通过与年轻小鼠的血液进行交换，老年小鼠的肝功能和肌肉功能得到改善。其他科学家的实验结果也表明，年轻小鼠的血液可以令老年小鼠大脑重新长出新神经。这种方法被称为"连体共生"。但是这种方法颇具争议，一方面是它会引发伦理问题，另一方面，使用该方法会产生何种副作用目前还未知——年轻小鼠的血液中会出现什么蛋白质呢？年轻小鼠的肝脏会出现什么变化呢？

科学家们正在努力研发能够产生"回春"效果的分子机制。很多创业公司研发的方法也一度受到外界的怀疑。Ambrosia，一家总部设在硅谷南部的公司，花了 8 000 美元秘密购买了 1.5 L 新鲜的青少年的血液。这让 Ambrosia 受到了外界巨大的批评，背后提供支持的彼得·蒂尔也被称为当代吸血鬼。

从 2016 年夏天开始，Ambrosia 就开始收集病人的数据，并且于 2017 年在洛杉矶技术大会上展示了他们的研究结果，创始人杰西·卡马津说："这种方法缓解了阿尔茨海默病和癌症的病症。"在接受采访时杰西说道："这种回春能力并不取决于血液中的单个物质，是血液的诸多属性造就了这种能力。"但是这个实验结果仍然具有争议，因为该实验并没设置对照组和安慰剂组。

认为血液能够让人年轻并且真的在实验层面进行实操，这表明了，人类在追求永生这条道路上的想象力十分丰富，但是不是所有大胆的想法都能带来实际的效果。人们认为，一旦可以实现人类永生，那么现在人类面临的很多问题都有了解决的方法，这一定是一次相当大的突破。但是很多宣称可以带来突破的实验总是以失败告终，在追求"永生"方面，人类还有很长的路要走。

伊丽莎白·布莱克本在加利福尼亚旧金山大学实验室里，发现在染色体的后半段有一种可以保护我们基因的特殊结构，这种结构就是端粒。由染色体根冠制造的端粒酶 (telomerase) 是染色体的自然脱落物，能引发衰老和癌症。端粒被科学家称为"生命时钟"。在新细胞中，细胞每分裂一次，端粒就缩短一次。当端粒不能再缩短时，细胞就无法继续分裂而死亡。凭借这一发现，伊丽莎白·布莱克本获得了 2009 年诺贝尔生理学或医学奖。她说："阻止端粒缩短就有望阻断老龄化。"但是可惜的是，这种缩短端粒的端粒酶，在癌细胞中异常活跃。

不过，这种实验上的挫折并没有让科学家们停止对长寿的追求，很明显，随着科学的进步，在未来会出现很多高科技工具，在这些工具的帮助下，人们一定能够实现构建一个更加完美的人类世界梦想。

为了解开长寿的秘密，硅谷的科学家尝试了各种各样的办法。例如，他们收集了那些世界上活了 110 多岁的长寿老人的基因组，想要通过对这些长寿基因的分析找到让人类长寿的秘诀。宾夕法尼亚的一所大学将 100 位奥运冠军的基因重新排列，在人工智能软件的帮助下寻找超级基因。

此外，社会各界也做了许多事情来促成长寿计划的研究。美国国家医学院专门设立一个奖金为 2 500 多万美元的奖项来表彰那些为人类研究做出卓越贡献的科学家。2016 年，在诺曼·李尔举行的一次高端聚会上，数位硅谷的亿万富翁和诺贝尔奖获得者都认为"抗衰老"是未来最有希望的主题。爆炸式的技术革命将会让我们的未来发生颠覆性的变革，尤其是在医学领域。

斯坦福大学建立了一个"长寿中心"，在这里各个学科的科学家们会打破学科的壁垒互相合作。因为想要找到一种延长人类寿命的方法，不仅需要用到生物学知识、社会学知识，教育知识和家庭伦理知识也不可或缺。"我们正处于一个马上就能实现我们的父辈们梦寐以求的梦想的时代，抗衰老研究的胜利可以让我们的寿命延长到 90 岁甚至 100 岁。并且我们的下一代的寿命还有在此基础上再延长几十年的可能。"心理学家兼中心主任劳拉·卡斯滕森女士说。

硅谷的技术专家们肯定，人们只有在掌握了数据之后才能够延长寿命，同样，一些专家们也这么认为。新一代研究抗衰老的创业公司都是聚合了医学和计算机信息学的公司。例如新的创业公司 BioAge，这是 Andreasen Howitz 风投公司的生物技术专家维杰·潘德最喜欢的项目之一。BioAge 公司把生物化学家和数据专家整合在一起，合作寻找造成衰老的生物标志，理想情况下，一旦首次出现了这些标志，衰老过程就会开始，这家公司会利用专门针对这种生物标志的新型药物赋予身体尽可能长时间的效率。

潘德用胆固醇含量和心脏病之间的联系作为对照。人们已经找到了一种生物标志——胆固醇值，人们可以提前用药物对心脏病做出预防，因为心脏病会降低人体的胆固醇含量。相应地，BioAge 想要在人工智能的帮助下寻找人体衰老的具体生物标志。但是从哪里开始呢？相关的指标是什么呢？"根据 Parabios 的研究结果，答案很有可能在年轻的血液里。"维杰·潘德说。要是 BioAge 寻找生物标志的项目能够成功，那么带来的好处会是巨大的，维杰·潘德认为："这会将我们带到一个新的世界，在这个世界里 120 岁的人拥有 80 岁的状态，80 岁的人拥有 60 岁的状态。"

基因分析领域的领头人克雷格·文特尔创办的新公司本质上是一家生物信息技术公司。2013 年，文特尔成立了人类长寿公司，用来破解 DNA 和特定疾病之间关联的秘密。"这是一家以基因为基础的健康智能公司。"文特尔说。他还认为，掌控生物学的结果一定是人类寿命延长，并且掌控生物学是全人类的项目。文特尔具有极强的信念感，在实现计划的路上甚至有点自负，但是他确实为揭开人类基因密码的发展贡献了自己的一份力量，在未来，文特尔想要对至少1 000种基因进行排序，将它们与新的健康测试数据联系在一起，这也是人类长寿公司一直想要做的。"通过整合基因技术，先进的成像技术和机器学习技术可以为人类健康事业带来更好的未来图景。"文特尔说。投资人也因为认同文特尔这个观点投入了 300 多万美元。

文特尔计划的核心是建立一个名为"健康原子"的健康平台，通过机器学习和对病人的医疗数据的分析，可以随时发现疾病的基因成因。但是文特尔说："要想用人类基因测序技术知识做到对病人的诊断和测试至少还需要一个世纪的积累。"

根据已有的数据对未来潜在的病情做出预判是智能机器一个非常大的潜力。同时让机器做到这些也一直是生物信息学家一直追求的事情，对疾病进行了预判的人可以找到更好的疾病治疗方法甚至能够找到一条延长人类寿命更加便捷的道路。因为病人的数据是巨大的，要想要对这些庞大的数据进行分析，必须得到专门人才的支持。于是在人类长寿公司成立后不久，他们专门雇佣了一位世界顶尖的数据分析专家来对算法进行优化，这位专家就是弗朗茨·约瑟夫·奥赫。

当我第一次见到奥赫的时候，他只有一个目标，那就是制作一台具有完美翻译功能的计算机，这台计算机可以在人们完全没有察觉的情况下，流畅地通过语音即时将网页和日常沟通的翻译传输到用户耳中。奥赫领导了谷歌的翻译项目，拉里·佩奇本人亲自聘请的他。奥赫不是第一个从技术巨头公司跳槽到生物技术创新公司的优秀计算机信息工程师。将生物学进行数字化分散和整合是下一个十年面临的最激动任性的挑战。

人类长寿公司的研究员们做的事情有：收集 1 000 个人的基因然后对影响脸部性状的基因进行重组。文特尔发表了一篇含有基因捐献者脸部照片和计算机重构基因组后显示出的脸部照片的学术论文，通过这次研究，文特尔说："我们可以提前预知你的脸型、身材、瞳孔颜色、发色和发质。"实际上，那些通过基因数据合成的照片确实可以刻画出被测试的类似性状，但是目前还不能做到百分之百精准。批评者们认为，计算机合成的面部更多的是性状的简单堆积，要想通过基因数据达到诊断的目的还需要很长一段时间的发展。但是文特尔不这么认为，他十分坚信："消灭疾病和延长人类寿命的是我们可以实现的。"这听起来像是在吹牛，人们会不由自主地将他这番话与公关效果联系起来，因为文特尔确实是想要用他这个健康平台盈利。现在人类长寿公司已经提供了一个详细的基于基因分析数据分析医学的方案，它们将这个方案狮子大开口地定价25 000美元一份。人们支付25 000美元可以得到的有：基因和血液测试，一份先进的MRT扫描，一份4D的心电图(反映一段时间的心脏状况塑料模型)，一个搭载了附有3D人体模型的所有医学数据。将这些服务拆分出来，一个也要价7 500美元。

文特尔和罗伯特·哈里里共同建立了人类长寿公司，罗伯特·哈里里是美国纽约西奈山医学院的神经科医生兼病理学教授。哈里里也认为进行基因研究是揭开人类长寿秘密的钥匙。但是他感兴趣的是基因和干细胞之间的联系。"衰老实际上是一个干细胞问题。"哈里里说。

毫无疑问，干细胞是人类极其重要的细胞，他可以帮助我们了解人体运行和修复的机制。干细胞从人体出生开始就分裂分化为其他细胞，并且它还是身体的自我修复系统，因为它可以不停地分裂，为其他细胞的分化提供原料。

哈里里研究干细胞已经长达 10 年，这 10 年他取得了很多超高价值的研究发现，并且因此建立了很多生物技术公司。他做了美黑，穿着黑衬衫黑夹克，身材伟岸仪表堂堂。业余时间他喜欢驾驶游艇，在讲到他最喜欢的主题——"胎盘的力量"时他压低了自己的嗓门："我们所有人都是以一个细胞开始，随后这个干细胞慢慢分裂分化成人体。我认为这种分化过程需要一个控制中心，并且这个控制中心就是胎盘。胎盘作为天然的干细胞工厂，可以为胚胎提供营养物质。"但是随着分娩的结束，胎盘就被清除了。

哈里里想要找到重新利用胎盘的方法，通过胎盘进行胚胎干细胞的伦理问题研究。这项研究潜在的利润是巨大的，"因为干细胞拥有令人类长寿和健康的物质"。干细胞能够运载健康基因，并且是无穷细胞信息的源头，这都为它对人体进行"重新编程"和产生新组织创造了条件。

哈里里十几年来外科手术研究的重点是为人体找到一个

可以替换的机械组织。但是科学家们现在在这一点上还没有
取得突破，科学家们现在还处于理解干细胞机制和运用原理
的起点。"作为第一台迷你电脑，干细胞分裂反映出了人体
衰老过程"。随着人体年龄的增长，干细胞的功能慢慢衰退，
渐渐地它不能够分裂出新细胞，从而新组织的分化过程也停
止了。哈里里认为，令干细胞"觉得"自己不是在老年人体
内而是在胎儿体内可能是解决人类衰老难题方式。这样，干
细胞就会又恢复它的生产力。"就像人们对计算机进行初始
化后计算机自动恢复成出厂设置那样。"哈里里说。

自从几十年前科学家们发现干细胞的生产能力后，干细
胞一直被认为具有成为通用药物的潜力。人们想要通过干细
胞在实验室里培育出组织和器官的想法并不令人觉得奇怪。
但是这种重生医学一直没有成为现实。定向控制干细胞只在
特定的细胞种类里进行分裂比想象的更难实现。距离首次胚
胎干细胞功能发现过后的 30 年，一直没有一种被广泛认可的
干细胞疗法。

但是，毫无疑问，数字化医学的进步加速了干细胞研究
的进程。研究员们认为，当制药技术成熟后，干细胞疗法可
以像基因疗法一样被研发出来，现在只需要医生们不间断地

进行临床研究，制药公司继续攻克新药研发难点，大学积极参与医学研究，干细胞疗法研发只是时间问题。斯坦福大学专门建立了一个新的研究中心来研究改造基因后的干细胞疗法，他们宣布："干细胞一定会为医学带来一页崭新的篇章，这将是斯坦福大学永远的研究课题。"

2012 年，诺贝尔生理学或医学奖颁发给了两名干细胞研究员，他们分别是来自剑桥的约翰·伯特兰·格登和日本的山中伸弥。这两位医学家将成年体细胞重新诱导回早期干细胞状态，以用于形成各种类型的细胞，应用于临床医学。这次研究为医学奠定了干细胞基础：通过自身的干细胞对组织进行修复。

胚胎干细胞一直被认为是一种"超级干细胞"，因为它不仅可以以任意的形式存在于细胞内部，还能够分化成任意种类的细胞。但是胚胎干细胞一直在伦理上存在争议。

山中伸弥所在的研究团队通过对小鼠的实验，发现了诱导人体表皮细胞使之具有胚胎干细胞活动特征的方法。此方法诱导出的干细胞可转变为心脏和神经细胞，为研究治疗目前多种心血管绝症提供了巨大助力。这一研究成果在全世界被广泛应用，因为其免除了使用人体胚胎提取干细胞的伦理道德制约。

　　山中伸弥身材瘦削，戴着一副无边框眼镜。他的时间都花在了京都大学和旧金山。"使用干细胞疗法我们只能治疗少数的病人。"山中伸弥说。这位诺贝尔奖得主目前认为，干细胞疗法只能治愈10多种疾病，帕金森综合征、肝功能和心脏功能障碍以及糖尿病等还无法通过干细胞疗法治愈。研发出针对这些疾病的有效疗法需要什么呢？"时间和金钱。"山中伸弥说道。

　　毫无疑问，干细胞研究是一项最重要最基本的研究，未来五年时间内我们可以研发出具体的干细胞疗法。纽约爱因斯坦医学院的神经内分泌专家发现，通过控制大脑干细胞可以阻断衰老过程。这种大脑干细胞位于下丘脑，该区域对衰老起着决定性作用——它控制着身体的许多功能，包括食欲和炎症反应。纽约的研究人员发现，老年小鼠下丘脑的干细胞在缩小。他们通过给干细胞注射病毒杀死了下丘脑的干细胞，自此之后小鼠的肌肉力量和协调能力立马下降。他们还用年轻小鼠的下丘脑干细胞替换了中年小鼠的干细胞，发现中年小鼠拥有了更好的肌肉能力和认知能力，并且平均寿命也延长了 10%。

俄亥俄州大学还开发了一种纳米芯片，人们可以通过触摸这种纳米芯片来培养组织和器官。这种技术被称为"组织纳米转染技术"。科学家通过操作对干细胞重新进行编程，在受伤的猪腿还有失去血液循环功能的老鼠身上进行了实验，一周后发现，重新编程后的干细胞生成了新的血管组织。詹姆斯·李说："我们非常满意这次实验带来的效果。"

但是，不是所有的延长生命的疗法和药物都听起来像科幻小说那么玄。一个只需要花费几美元就可以带来巨大效力的药——二甲双胍，是一种专门用来治疗糖尿病的口服药，该药的疗效已经经历了市场几十年的检验，它的重要性不言而喻。药用植物山羊豆，早在中世纪的时候人们就用它防治瘟疫，二甲双胍作为该药的改良版可以有效降低病人的血糖水平。制药学家在研究二甲双胍的降血糖原理时意外发现，那些服用了二甲双胍的糖尿病病人的寿命比其他病人平均要高 15%，检查指标还显示，服用了二甲双胍的病人的患癌概率降低了 40%，心脏病和阿尔茨海默病的患病率也有所降低。纽约爱因斯坦医学院和耶鲁大学都在对二甲双胍进行研究，为此还专门建立了一个研究同盟。

诺贝尔奖获得者詹姆斯·华森服用二甲双胍来预防癌症。这种药物价格低廉无需处方，相比于使用青少年的血液维持青春，服用二甲双胍貌似是一个更加经济方便的手段，但是每个人都可以服用二甲双胍吗？人们想要用二甲双胍延缓衰老，但是衰老并不能够定义为一种疾病。研究发现，这种药物确实能够起到预防癌症、老年性痴呆和心脏病的作用，不过，从另一个角度看，如果二甲双胍可以减缓这3种疾病的出现，实际上也是减缓了衰老的过程。

技术的进步和强大的算法让科学家们的长寿探索计划进行得足够顺利。这些永生计划可能看起来非常天马行空，想要实现的可能性确实不大，但是站在过去看现在，现在实现的很多技术也是过去的人们完全想象不到的，所以在未来的医院里一定会出现一种可以替换人体器官的机器，这种机器可能具备心脏的功能，可能具备肺的功能，未来这些可移植机器一定会成为医院的标配，一个新的健康时代即将到来。

第八章

数字化病人

为什么说未来医学将会个性化、精准化、预防化

相比于 90% 的人，我的尼安特人基因更少，我只有 4% 的尼安特人基因。我有 50.2% 的德法血统，11.4% 的斯堪的纳维亚血统，4.8% 的英国人血统和 14.9% 的东欧血统。我没有导致镰刀型红细胞疾病、肾病和布卢姆综合征的基因。麸质和乳糖不会对我的消化系统产生危害，我的肌肉状态堪比顶级运动员。我的耳朵是油耳，多亏了我的基因，我的背部毛发更少。但是最重要的是，我没有患帕金森病和阿尔茨海默病的基因标志。

我是从哪里知道这些的呢？我花了 15 分钟的时间将唾液吐在一个塑料管子里，然后将它发往位于硅谷的实验室。

通过下载相应的手机 App，3 周后获得了一项涵盖 84 种基因的详细报告，这其中有 5 种基因描述我的起源，7 种基因描述我患有遗传疾病的风险，22 种描述生物性状，8 种有关"健康"。这一套服务总共收费 199 美元，服务可以在网上或者美国的药店申请。

圣诞节该服务推出了买一赠一的套餐，于是我给妻子也进行一次这样的测试。圣诞节的时候这项服务打出了"给你的家人也测测基因"的广告，为所有节日里不想讨论政治而是想要讨论自己的基因来源和大脑疾病的家庭提供优惠套餐。

这项市场反响很不错的基因测试产品是一家名为 23andMe 的公司推出的。公司的名称翻译为"23 和我"，这其中的 23 代表人体的 23 条染色体。23andMe 在人类计划项目刚刚结束的 2006 年在硅谷成立。他们目标是：研发一个大众都能够使用的基因测试产品。这家的公司的创始人安妮·沃奇基，是前美国健康部秘书并且在斯坦福大学学习了生物学。她的父亲就是斯坦福大学的教授，所以她从小在斯坦福长大。谷歌公司的创始人拉里佩奇和谢尔盖·布林刚开始就是在她姐姐苏珊的车库里创业的。2007 年，安妮和布林在南太平洋的沙滩上结婚。在谷歌和 Gentech 公司为 23andMe 投资了几百万美元后，23andMe 在美国迅速成了遗传时代开端最具开创性的公司。

到目前为止已经有了 200 多万的人使用了 23andMe 的基因测试服务。并且他们产品的销售量还在急剧上升，因为这项基因测试服务的测试报告已经能够显示越来越多的基因类型了。当然美国食品药品监督管理局对这项服务的公开批准，也令这项服务被越来越多的人认可。尽管如此，23andMe 一直强调，他们公司的基因测试产品只能提供健康参考，并不能够作为诊断依据。一旦用户有医学需求，还是需要到专门的医院进行专门的检查。不过，购买这项服务的消费者们的首要目的不是获得一份精准的医学诊断报告，而是想要通过这份基因报告对自己有更全面的了解。因为基因囊括了人体的许多秘密和信息。

"发现那些让你变得特别的东西。"这是 Orig3n 的市场宣传口号。这家公司是美国一家成长速度很快的 DNA 测试服务供应商。让消费者了解自己的基因是这家公司的主要宣传策略，消费者可以通过了解自己的基因而调整自己的生活方式：相比于其他人，我的运动天赋到底怎么样呢？我是不是更容易长皱纹？我需不需要避免日晒？越来越多这样的专业测试项目出现在美国的市场上。Orig3n 针对营养规划推出了一项名为"24 基因测试"的项目，专门回答"您是否有食物过敏的趋势？""您是否因为基因问题而缺乏维生素呢？""您的基因对您的体重有什么影响？"这类的问题。

这些问题是基于那些能够在生物体上呈现相应性状的基因得以回答的。但是这些说法真的准确吗？至少不同基因的情况是千差万别的。针对镰刀型红细胞疾病是没有特定的性状和具有说服力的测试结果的。23andMe 能够给出的某些良性疾病标志，例如某些能够导致功能缺失的基因，例如人体缺少吸收铁元素的功能就会患血色沉着病。想要治愈这种疾病就需要人们找到这种基因并且将它解构。这样病人就可以恢复铁元素吸收功能。类似的还有那些导致糖尿病、肝硬化和关节病的基因。

我的内科医生需要对我进行两年时间的检查，搞清楚为什么我在身体健康的情况下还是会患有糖尿病，直到内分泌科强烈要求我做一项基因测试之后，这个问题终于有了答案。要是我早早去做 23andMe 的基因测试的话，前面两年费的那些功夫就可以避免了。

相反，一份反映所有的生物标志和身体性状的粗略报告的精准度远远不够。例如："我的基因报告显示我几乎不会有雀斑"。一些拥有雀斑的人的基因会使他们的某些细胞在经过阳光照射后分泌一种色素，从外部看起来这些堆积的色素就成雀斑状。但是这种情况在我的身上一点也不准，我是拥有金色头发的白种人，虽然报告显示我没有造成雀斑的基因，但是我全身上下都布满了雀斑。

23andMe 提供的这种基因测试服务还有很长的一段路要走，基因测试技术现在还处于发展的开端。一方面科学家们认为一些疾病的基因根源越来越值得重视，另一方面那些基因测试公司也想要用基因测试数据对不同的人按照基因进行分类。因为在数字化世界里，数据就是一把开启人类所有秘密的钥匙，拥有海量基因数据的公司研发的商业模型和工具一定不会失败。

使用 23andMe 技术的用户们可以用 199 美元获得 84 份详细的基因报告。这 84 种基因还只是整个基因分析的冰山一角。用户其他的基因分析数据都存于 23andMe 的基因数据库里。通过这种方式，这家公司可以很快地为他们的基因研究收集足够多的数据。他们打算，利用这些数据对那些同意购买测试服务的用户的商业行为进行分析，研究具有哪些特性的人，或者患有哪类疾病的人更容易购买基因测试产品。这项分析同样有助于新药的研发。帕金森综合征和糖尿病等疾病的数据和研究报告也是制药公司愿意花钱购买的。

这还不够，随着实验的进行和研究的推进，在基因中发现有用数据的可能性会越来越大。有些之前完全没有头绪甚至不可能实现的领域也有了开发的可能性，基因数据可能会用于一些敏感的领域，例如"性向选择"。研究表明，现有的性向都和基因有关，也就是说同性恋、异性恋、双性恋和跨性别者的出现可能和基因有关。不过，针对这一看法目前还没有定论，目前存在专门的"性向选择"产品就更不可能了。不过，一旦未来哪一天人们能够研发这类产品，23andMe 收集的这些基因数据就能发挥巨大的作用。

所有的这些基因测试慢慢已经开始能够测试所有人的所有基因数据了，但是他们都对此避而不谈。当然他们的目标是：人们对自己基因了解得越多越好。不过，真的是这样吗？

23andMe 公司为了找出基因和重度抑郁之间的联系，他们招募了 250 000 名遭受重度抑郁折磨的志愿者，在征得他们同意的情况下对他们的基因进行分析。在具备这些数据的基础上，23andMe 对这些病人进行了心理上的干预治疗，并且在让他们服用了一些药物后请这些人将手伸入冰水，观察他们能够忍受寒冷的时间。最后将这些数据和基因数据建立联系。

2017 年，两位硅谷的女性经理人建立了一个创业公司来对生育能力进行测试，这家创业公司名为"Modern Fertility"。这家公司想要研发一种服务，不育的女性不需要在生殖医院进行昂贵且漫长的治疗，她们可以在药店通过测试，然后购买 10 种所需的最重要的生物激素，以及得知自己每周需要排卵的数量。

这听起来很不错，基因测试可以为治疗提供很多便捷。但是基因测试不能保证百分之百的准确，很多诊断结果可能和真实情况完全相悖。上面提到的测试相对简单，因为实验结果只有两个，要么是成功怀孕，要么不能怀孕。一旦测试涉及的因素较多，基因测试就不能提供一个可信的建议。

那么，哈佛大学的衍生公司 Veritas Genticss 提供的为未出生的婴儿检测 1 000 种疾病服务又怎么样呢？对婴儿进行全套检查需要花费 1 000 美元，这项基因分析工作是在中国进行的。通过对基因数据进行分析，可以对婴儿的鼻型和瞳孔颜色进行判断。父母允许对孩子的遗传特性有多少了解呢？这些数据一旦生成，对世界会有什么影响呢？从出生开始就有一套完整的生物数据跟随，针对这个问题，人们或许应该好好考虑，这些数据对自己的孩子和自己意味着什么。

要是这些数据被泄露了，被贩卖了，被偷了会怎么样呢？23andMe 说："即使做足了安保措施还是不能够百分之百阻止这些信息的泄露。黑客可以从医保系统中偷取这些数据并将所有的这些数据公开，这会带来很可怕的后果。"

尽管数据有被滥用的危险，医学的本质终究还是数据，是那些能够将数据利用好的能力。所以对基因进行数据分析一定会给医学行业带来很大的益处。例如，找到一种致死癌症的基因，就能挽救很多人的生命。安吉丽娜·朱莉在收到癌症预诊的情况下将自己的乳房切除，她的母亲因患有乳腺癌去世，她的基因显示她携带了会导致乳腺癌的 BRCA1 基因。拥有这种基因缺陷的妇女会有 70 % 的概率患上乳腺癌，40 % 的概率患上输卵管阻塞癌。朱莉因为遗传原因，患这些疾病有很高的风险，一种针对这些恶性疾病的诊断，可以挽救很多像朱莉这样因基因问题具有潜在患病概率的病人。

所以建立 DNA 检测的医学标准迫在眉睫。基因检测不应该是零散的，而是应该作为一个针对所有基因进行的全套检查，为医生提供完备的数据参考，就像现在的血常规一样。现在，花费 100 欧元就可以在实验室里对所有的基因进行检查了。

基因检测技术会为患者打开一个新的纪元，过去我们无法想象智能手机的存在，但现在，智能手机已经成了我们生活中不可分割的一部分。同样，在未来基因检测技术也会深入到我们生活的方方面面，这项技术一定是人类的必需品。

就像世界上没有两片相同的树叶一样，世界上的每个人都是独特的。不同的病人需要根据他们的情况对症下药，患有相同疾病的病人身体情况也是开药时需要考量的因素。因为每个个体的这种特殊性，让个性化医疗的发展变得十分艰难。某种对 A 病人起作用的降血压药物可能对 B 病人无效，C 病人可能会对这种降压药过敏，病人 D 在服用这种药物后可能虽然血压降低了但是会出现严重的头痛。

我们对医疗服务的设想是：找到可以治愈大部分病人并且不会产生过于严重副作用的量产药物和疗法。但是不可避免的是，现在可能存在一些没有药效的药物，或者药物的副作用太强，还有一些只能治愈少部分病人的疗法。在医疗手段的发展过程中，我们任重而道远。并且：很多药物中能够医治疾病的有效物质含量很少。美国食品药品监督管理局对药物的药效做了一个统计，75%的癌症无法治愈，50%的关节炎不能得到有效治疗，48%的偏头痛和40%的哮喘无法治愈。

很多治疗方式都是建立在医生对药效的经验判断上的，医生基于通用的血压指标和基本的健康数据开出的降血压药是针对大部分病人的。要是医生开的药在1周之内没有在病人身上引起强烈的反应，医生就会选择对下一位病人也开这种药，一旦药物出现强烈的副作用，这种药物就会被放弃，即使这种药物针对疾病有很好的疗效。整个治疗过程没有精确的数据来进行分析和把控，是一个全凭运气的事情。

医生和病人们期待精准化医疗已经很久了——一项个性化的，能够为不同的病人量身定制精确剂量的医学手段。个性化医学的目标是：在病人患病初期就为病人提供最精确最有效的个性化治疗方法。这对病人有很多好处，首先病人的治疗过程会更加高效，医生也能够在很短的时间内找到合适的医疗工具，还能将副作用降低到最小。

个性化医疗的理念已经不是什么新概念了，医生们早就发现那些患有同样疾病的病人是不能够使用相同药物的。近几年就是否能够实现更加精准更加个性化的医疗手段进行了激烈的讨论。实现个性化医疗需要有的第一条件就是有完备的遗传学理论作为根基。只有在标准化的理论支持下，基因分析才不会被看作是一次试验而是真正能够运用在病人治疗上的根本工具。

基因分析一定会成为个性化医疗的中最具有杀伤力的武器，在新技术的帮助下人们能够探寻到更多可行的治疗方法。数据分析可以应用到很多领域，从肠道的微生物群落的分析到免疫系统、蛋白质组学、对病人的健康情况进行算法分析。本世纪初大家还认为个性化医疗只停留在理论阶段，但是随着技术的发展和进步，人们有望将个性化医疗付诸实践。很多投资人都认为下一个聚合了人工智能，基因分析和其他可穿戴感应设备革命时代马上就会到来，会给人类带来巨大的商机和利润。所有的这些的前提都是掌控数据。

个性化医疗的研发与抗癌领域有着密不可分的关系，同样基因分析为那些具有基因背景的疾病医治带来了很大的便利。"我们到达个性化医疗的领域了，过去几年我们在这方面的进步太大了以至于个性化医疗成了一个大家不能够忽视的讨论话题。"德国癌症研究中心的鲍曼说。因为病人本身的基因不仅可以重新排列，病人肿瘤细胞的基因也被排列。另外，针对个体的各个免疫系统也有技术可以对其分析。癌症基因学可以令医生对不同的病人进行个性化的诊断和评估，给出最适合他们的治疗方案。

过去几年出现了众多个性化医疗研究创新活动。2015年，美国总统奥巴马建立了"精准药物项目"，这个活动就是想要对健康进行一次改革，让人类的疾病可以得到更高效率的治疗，为人类带来一个更加健康的生活。在一次国家讲话中奥巴马说道："医生们已经知道每位病人都不同，并且已经尝试寻找不同的方法对病人进行个性化医治，例如有一项重要的发现就是，在输血的时候要对血液进行分组。是不是癌症疗法也可以像对待不同血型的病人一样，根据病人拥有的不同基因来进行个性化定制呢？要是药物的使用剂量可以像测量病人发热的体温一样精确会不会更好呢？"

德国有专门的论坛来对个性化医疗的加速发展进行讨论。这个论坛在 2015 年由联邦教育研究部建立，旨在共同进行健康研究，共同加速推荐科研成果。

值得注意的是，个性化医疗需要众多学科的支持。不同的肿瘤类型可能反映出机体不一样的自身免疫性疾病。个性化医疗不再局限于一种科学领域的知识，它需要整合神经医学、放射肿瘤学、麻醉学、重症监护学和细胞感染医学等领域的知识。"它需要来自不同领域的力量的支持。"来自图宾根大学的班贝格教授说道。

这种马上就要到来的个性化医疗世界对于医生来说意味着什么？尤其对于那些一直在研究某一专业领域的专业医生，这要求无论是全科医生还是专科医生都要做好准备迎接这个时代的到来。在数字化的医疗世界里，医生扮演的角色会越来越重要，因为他们是最能明白那些新工具使用原理和新方法的人，新工具和新疗法具有一定理解门槛。医生的角色也会发生相应的变化，医生不再是单纯的治愈者和开药方的人，他们会成为健康方面的教练。

这种变化会比医生和病人想象的更快。就像基因排序技术以无法想象的速度快速被研发出来，并且马上投入到医疗实践中去一样，它为病人带来了更多的医疗保障。基因检测技术可以在短时间内通过检测组织样本，降低基因风险，这在诊断和咨询阶段为医生提供了很大的便利。病人也减少了很多不必要的检查步骤，整个看病过程的效率都提高了不少。同样，个性化医疗发展也会给人们带来可以与基因检测技术研发媲美的结果，至于到底是什么样的便利和好处，我们现在还不能得知。

丹尼尔·卡夫已经开始满怀激情地打算和同事们对这个新世界做准备了。卡夫在斯坦福大学学习医学，毕业后成为内科医生和儿科医生，随后成为了波士顿医院儿童科的骨髓移植专家。随后几年，他在斯坦福大学医学院继续进行干细胞研究，发表了很多基于干细胞的癌症免疫疗法的论文。他发明了一种新工具让骨髓获取过程变得简单，不需要像以前一样进行多番的手术，为此他还建立了两家初创公司。他还是美国空军国民警卫队的空中外科医生，在 NASA 还对宇航员进行过医学培训。

他的说话的节奏和他的履历一样紧凑，语速快到让很多人巴不得每隔五分钟就按下暂停键仔细梳理他的语句。他在他的平板电脑上飞速地展示着幻灯片，鼠标点击表格的速度也十分迅速。卡夫说："我们可能会高估那些未来会发生的事情，可能会低估最近十年发生的事情，十年前我们感叹智能手机并没有什么大不了的，但是自从第一台 iPhone 进入市场，之后的人类社会发生的翻天覆地的变化是当时的我们完全不敢也想象不到的。下一次的移动无线设备一定会比我们现在手中的快 100 倍，这一定会是一次巨大的飞跃。"

现在各个医学的所有知识就像一个仓库，里面分散着各个学科，人们很难在不同的医学学科中找到特定的联系。"一下子是免疫学，一下子是肿瘤学，一下子是内分泌学，病人所有的医学数据都被分散了，没有整合在一起找不到其中的联系。"卡夫说。他想要打破医学的这种仓库结构，让不同的医学门类彼此之间建立一套紧密的联系。他还在本世纪初召开了一次名为"指数药物"的大会，这项大会的目标就是在那些快速发展的新技术之间找到一种联系，以此作为打开生物医药和健康研究的大门的钥匙。

每年全世界都有上百名顶尖的医生从世界各地赶来参加卡夫在圣地亚哥召开的会议，会议在太平洋海岸的科罗纳多酒店召开，这是一家建于 1888 年的维京式酒店，这家酒店是总统度假时的最爱，并且还是很多好莱坞明星的电影拍摄地，"大家都非常喜欢这里，因为这里是好莱坞电影《热情似火》里面男女主角杰克·莱蒙和玛丽莲·梦露的拍摄地"。

这次大会的主题是"癌症的未来"和"医学登月计划"。在具有历史气息的舞会大厅的闪耀的水晶吊灯下，各个大学和创业公司都在展示他们的未来计划：能够一键订购流感疫苗的手机 App，可以显示 3D 图像的数码心脏，医学院的学生可以通过全息投影技术使用这种心脏来练习手术操作。进行基因分析的手机 App，一切基因测试都能在手机上进行操作。

"数据无处不在，24 小时都在产生数据。"飞利浦首席战略创新官杰伦·塔斯说。塔斯也来到了圣地亚哥来展示飞利浦的在医疗方面的未来理念，飞利浦公司为病人设计了一种"环境智能"，它可以通过传感器和机器匹配医生的模式，根据病情的变化情况为医生做出预判并且给出实时的医疗建议。这样一种人工智能技术支持的人机交互健康服务就产生了，飞利浦想要研发出一种完全不需要专家操作的全自动机器，这台机器可以自己处理各种医学任务。目前这台机器配套的软件已经在研发当中，据塔斯说，这台机器可以提前 48

小时对心跳停止做出预告。在 24 小时不间断运行机器的帮助下，病人的实时生物数据可以一直被监控，并且会在异常出现之前提前发出预警。

"当我们谈到未来医学的时候，谈论的可不仅仅只是技术。"丹尼尔·卡夫强调，"经济上的刺激也同样重要，我们追求的不是数量，而是效用。"数码化的医学产品不是那些因病人必须长期不间断服用而以量取胜的药物，而是那些真正能够奏效的治疗方法。"要想让那些精确个性化药物能够在经济上取得收益，必须给病人承诺该药物只有在真正起效之后才收费。"卡夫说。并且最重要的是：让病人能够在家里享受到医院或者诊所的服务——通过更多的传感器，更多的数据可以实现。

基因学让人类第一次洞悉了生物学的秘密。但是除了基因学，科学家们现在还在研究那些来自我们身体的一些未知的信息——有关身体内蛋白质代谢学，有关基因化学过程的表观遗传学和有关基因改写的基因转录组学。以上这些在医学上统称为"组学"。

在"组学"里最能带来希望的领域可能是人体微生物，

尤其是那些生活在肠道的单细胞细菌和这些细菌的基因。过去几年，研究员们研究重点一直是那些存在于动植物和海洋内的微生物，这些微生物在生态系统中发挥着意想不到的作用，同样对气候变化和人类健康也有着千丝万缕的联系。

仅仅5年时间，科学家们就计算出寄居在人体内的微生物有100万亿，这个数量已经逼近人体内细胞的总数了。这些大量的微生物对我们的生理和心理有着很大的影响，当人体和微生物之间的关系失衡后会产生很多疾病，甚至还会产生癌症。人类最常见的疾病——糖尿病就和微生物有关。存在于人类肠道的菌落对我们的健康尤其重要。

"我一直避免使用革命这个词，有的时候我可能无意识地使用到了这个词汇，但是除了这个词我实在不知道用什么词汇来形容微生物学。"罗布·奈特说，他是加利福尼亚的生物化学教授。他主导了"地球微生物项目"，旨在破解微生物的密码，就像全人类基因计划破解全人类基因密码那样。"这个项目有着巨大的计算任务，一小勺的微生物包含的信息量堪比一卡车DVD的储存总量。"奈特说。与此同时，对微生物的基因进行排序也是一项极其浩大的工程。

这项具有挑战性的任务是值得的，因为众多的研究表明微生物和许多生物功能之间有着密切的联系。例如肠道的细菌就能产生能够调节"幸福激素"的血清素。如果肠道的微生物受到干扰，人体明显就会出现恐惧甚至是抑郁症等精神疾病。

目前有大量的创业公司都在尝试在这个领域研发新产品。创业公司 Viome 为 23andMe 和其他公司提供微生物检测服务——通过对粪便样本和其他分泌物进行微生物测试。"每个人体内的微生物就像指纹一样独特，通过对不同个体的微生物分析可以很清楚地了解到个体的具体情况，并且可以根据这些个性化的分析数据来给每个人提供合理的饮食和生活建议。"Viome 的首席执行官海伦·梅西埃说。

这家公司的软件连同微生物数据还分析了个人的饮食习惯和饮食结构，这种数据分析的底层算法由美国政府建立的一家高度保密研究实验室提供，之前这家保密实验室还制造过原子弹。通过 Viome 的微生物分析，人们可以找到这些问题的答案："绿茶真的对我的身体有好处吗？如果我食用太多面包，我的身体功能会发生怎样的改变？"根据微生物数据进行大数据计算，人们可以得到合理精准个性化的饮食建议。

这种个性化的饮食建议方案对于保持健康十分有益，因此欧盟建立了一个联合项目组织来专门在这个研究领域进行研究——"健康生活所需的健康饮食"。微生物研究已经成功发现了一种新的生物标志，这为研究员们研究微生物与健康的新关联提供了思路，并且研究员们可以根据这种关系制订出更加合理的饮食和健康计划。美国政府为微生物研究项目专门投入了1.2亿美元的资金，比尔·盖茨基金会也为该项目投入了1亿美元，可见投资人对微生物研究的前景非常看好。

微生物研究领域在过去的几年里也取得了不凡的成绩：梅奥诊所的医生们发现，那些患有乳腺癌的妇女体内比未患乳腺癌的健康女性多一种细菌DNA，通过对微生物进行分析，人们有望实现乳腺癌的早期的诊断并且对治疗方式进行改善，甚至可以达到治愈这种癌症的目的。德国癌症研究中心也专门开辟了很多部门来专门研究微生物。"我们已经知道了肿瘤的形成是跟微生物有关的，"德国癌症研究中心的主任鲍曼说，"在确定肿瘤是否对某种特定的疗法具有抵抗性方面，微生物研究能够提供很重要的帮助。"

现在已经存在个性化的数字医学工具，只不过这些工具还需要完善，什么时候这些工具能够真正运用到病人身上呢？"为什么不从现在就开始朝着这个目标努力？"旧金山那些雄心勃勃的医生们说着就开始了实践。

在旧金山市中心的摩天大楼中央，前身是一家鞋店的建筑的窗户前立着一行标语："医学的未来多亏了数据的驱动。"窗户内的房间并不像一位医生办公室，它更像一间苹果商店——里面充满了白色光面家具和木制软垫高脚桌，到处都是电子设备。房间的墙上挂着一台显示器。这间办公室像苹果商店并不是巧合，而是创始人刻意为之。Go Forward是一家技术诊所，由前谷歌高级经理人安德里安·昂恩建立。他将医生、设计师和工程师聚集在一起研发一套基于自己算法的诊断软件。这台诊断机器或许是一台看起来很优雅的白色手持扫描仪，扫描仪发出的红外线可以对静脉进行可视化血液采样。或许是一台可以自动测量心跳的测量仪。

想要进入未来诊所的人需要先办理月费用为 149 美元的会员卡。你会拥有一个 24 小时显示监控你的身体健康的"数据医生"App，这个"数据医生"会对你的身体进行持续的监测和数据分析，医生可以十分便捷地从这个 App 中提取你的血压数据，就像在本子上做笔记那么简单，病人无需像在传统的诊所一样经历复杂的身体检查过程。机器提取血液数据分析的过程只需要 12 分钟，分析过后 App 上也会显示血液的详细数值。

Go Forward 这家科技诊所首先会花一个小时的时间对访客的所有身体数据进行一次全面扫描收集一些基本数据。接着用一台身体扫描仪对病人进行扫描，机器运转几秒后会在显示屏上显示被测量者的身高、体重、血压、体温、脉搏、血氧饱和度及血管健康状况。身体扫描结束后进行一次基因测试，对会导致乳腺癌的 BRCA1 和结肠癌的 MSH6 等 30 多个基因进行分析。进行完所有的这些检测后在病人身上安装小型的传感器，用来在家里对病人的睡眠和血压进行持续的监测。

所有的检查结果会在人工智能算法分析过后传输到病人的手机 App 上。人工智能算法会一直对新加入的数据进行不间断的分析，这能够有效地帮助到医生进行决策和对一些异常状况提前预警，并且软件还会给医生提供操作建议。

Go Forward 提供了医学发展到本世纪末的一个图景，在下一个 10 年，数码化的个性化医疗能够给患者带来怎样的改变呢？

可能是这样一番景象：我的智能手机上收到了一条来自家庭医生的信息，这条信息建议我马上去诊所就医。当然这条信息并不是医生本人写的，这是算法在根据我每天的健康状况通过分析实时推送的医疗建议。

最重要的提示来自亚马孙的人工智能助理 Alexa，这是一台安装在房子里的传感器，通过语音操作可以命令这位助理打开电视机和在网上订购纸尿裤。Alexa 一整天都在听我的声音，并且可以通过我的声音识别出我心脏的异样。2016 年梅奥诊所的医生们对这种技术进行了第一次研究，他们发现，智能算法可以通过声音大概率地识别出心脏病。

然后我就去看医生，医生已经为我的问题做好了一切准备：算法已经提前给医生预告了我的病情并且将我身体的详细数据传给了医生。医生在我来到医院之前已经在一个搭载了智能算法的搜索引擎上对我的病史进行了检索，这里面包含了我的病历、身体检查报告和基因检测数据，最后医生做出判断：我的心脏病可能跟我的家族遗传有关，因为我携带了会导致心律不齐的基因。

通过呼吸检查医生观察我的代谢状况，对呼吸代谢产生的物质进行分析，能够排查出我身体的异常。诊断结果立刻出来了：情况不妙。家庭医生首先将我转到放射科医生那里进行全身扫描检查。扫描过后发现在我的身体上有一些肝斑，这是皮肤癌早期的症状，不过不会危及生命，但是依然要引起重视。

肿瘤科的医生给实验室发送了一个订单，要求实验室通过我的干细胞培养一些类器官，医生在这些类器官上进行药物测试人工智能助理建议的 3 种疗效最好的药物。

我所有的医疗数据都会整合到我的数码病历里，我只需要通过指纹扫描就可以在手机 App 上免费获取这些数据。

我必须通过手术从我身上移除一块手掌般大小的皮肤，用实验室里培育的人造皮肤来进行替换。这些人造皮肤都是由我的干细胞培育的，所以不会出现排斥反应。

同时，实验室里收到了分析结果，医生们找到了最适合我的药物组合。他们马上给生物技术巨头公司 CureVac 提交了订单，在那里为我专门制作 mRNA 基因药物，制作流程和配方会自动传输到生产线上，两周后我就能收到这份专属我的个性化定制药物。

为了监测整个治疗过程，医生会给我开一种"数字药丸"，这种药丸可以观测我的消化情况并且通过联网将实时数据传输给医生。医生可以通过这些数据判断出药物是否应奏效，并且拿捏药物的剂量。治疗成功后，所有的数据都会存储在数据库中，人工智能会通过学习这些数据完善下一次的医学诊断和病情医治功能。

上述的治病过程不是空想，在 2017 年就有了首个可以监测药物吸收情况的"数字药丸"。

清楚的是：通往精准的个性化医疗的道路一定会跟我们预想的有所差别。在这之前我们必须要先对成本、入口、数据保护和伦理进行彻底的讨论。医生和病人在未来医学世界里面扮演的角色分别是什么？现在的健康系统已经做好了迎接未来医学的准备了吗？我们的社会也同样做好了准备吗？我们急需要对这些问题进行讨论。

第九章
———

2030 年的医学

为什么德国还没有准备好迎接一场健康革命，当务之急
是什么

2017 年，由宾夕法尼亚大学和诺华公司共同研发的革命性免疫细胞疗法 Kymriah 是一种 CAR-T 的免疫细胞疗法。这种革命性疗法的出现为身患绝症的病人带来了希望的曙光，与此同时也在药物注射的价格上创立了新高——一针注射需要 475 000 美元。这个价格到底是贵得离谱还是良心定价呢?

最近几年治疗癌症的价格明显上涨。由于癌症疗法的复杂性，创新和个性化的医治的特点，使得癌症病人一个月的治疗费的就高达 15 000 欧元（这个价格还会根据不同的国家不同的疾病有所浮动），算下来病人一年差不多要花费

180 000 欧元，这是一笔巨额的花费。相比之下，注射一针 Kymriah 几乎还要贵一倍，但是根据世界领先医院的数据显示，注射 Kymriah 可以让癌症病人的生还率达到 80%，也就是说，这个药物可以大大提高病人的存活率，相比之下找不到比 Kymriah 疗效更好价格又更低廉的药物了，多花 50 万美元就可以把癌症绝症病人的生还率提高到 80%，是不是一笔划算的买卖呢？

很多新型的个性化药物也面临着同样的问题，尤其是基因药物：只需给病人注射一剂就可以治愈癌症，那么这种革命性的药物到底应该定价多少呢？

生物技术明星公司 Spark Thrapeutics 的董事长说："定价必须相当高。"首款矫正基因缺陷的药物 Luxturna 提前获得 FDA 的批准，这比之前大家预计的早了足足一个月，即将点燃基因疗法市场的热火。这种药物可以矫正病人的 RPE65 基因，这项治疗过程极其复杂，花费极其高昂。目前 Luxturna 还不是量产药物，所以它是目前世界上最贵的药物：每位病人需要花费 850 000 美元，即使这样，它的价格还是比人们预估的要低。《华尔街日报》曾经推测，该药将会是"第一款要价超过一百万美元的药物"。

数字化医学带来的新疗法一直以来争议不断：健康到底值多少钱？社会如何保证药物供应的公平性？如果药物不能作为量产药销售，而是要个性化定制，如果新技术可以带来更好的疗效，但是实施过程更加复杂，花费更加高昂，那么制药厂的制药成本和病人的医疗成本会不会不得不升高？与化学疗法相比，干细胞疗法的治疗过程更复杂，花费更高，因为进行干细胞疗法时处理 3TB 的数据可比看看血液报告和心电图要复杂多了。

"我们必须要让 20 世纪的医学与 21 世纪的医学突破慢慢接轨。"Spark 的总裁杰夫·马拉佐说。生物技术公司的意图很明显，如果新药定价太低，那么公司开发新药就是赔本买卖。

新疗法或者新药物到底应该怎样定价呢？使用传统疗法进行治疗的白血病病人需要终身服药，每年花费将近 100 000 欧元。基因疗法可以让病人摆脱终身服药的负担，那么这一次治疗的花费需要定价 100 万欧元吗？

如果费用太高，医生和医保公司很有可能就会拒绝该疗法。这尤其会威胁到老年病人。因为在首个 CAR-T 疗法获得审批后美国的癌症病人还需要等待一个月的时间才可以开始治疗，美国癌症研究中心将这一个月的等待期归咎于医保系统，因为使用新疗法产生的费用的报销过程总是很拖拉，一些病人在还没有得到治疗的情况下就逝世了。

可以肯定的是，数字化医疗会让健康系统发生极大的改变，这种变化即使不出现在今天，也一定会发生在明天。精准的个性化定制的数字医疗时代已经开启，然而，现有的医疗系统还没有为这次变革做好准备，这就意味着那些做出了许多承诺的未来医学就会在实施的路上受阻。

美国现在在供药方面已经形成阶级了：极少部分的人可以负担得起最好的药物，绝大部分的人连必需的药物都承受不起。获取一等药就像一张阶级滤网。发生在美国的这一幕会在德国上演吗？现有的德国医疗系统已经开始动摇，将药物划分为一等、二等一直引发媒体与政界的激烈讨论。

根据价格来对治疗进行分级引起的争议很大，私立医院就诊的病人和公立医院病人获取的药物等级不同。一方面，世界上的私立医院确实可以提供更好的医疗服务，病人可以以更快的速度获得医生的面诊并且得到更好的治疗。另一方面,使用医保的病人只能用医保报销很小一部分的治疗费用,其他的治疗费用必须要自己承担。治疗简单的疾病就需要自掏腰包20欧元,如果这些病人使用更加昂贵的基因疗法需要自己承担多少费用呢?精准的个性化医疗手段是建立在病人的大数据的基础上的,获取新数据确实需要花费成本。在未来,是否只有那些买了私立保险的有钱人才能够承担得起数字化医疗呢?

随着技术的进步,虽然医学手段可以越来越先进,但同时也会存在就医条件两极分化的危险。接受过高等教育并且购买了私立保险的人就能够佩戴传感器,定期地获取自己体内的微生物数据并且将这些数据用于干细胞研究。这些人得病的概率会因此越来越低,即使他们不幸患上了癌症,也会有针对他们的个性化的基因疗法。相反,不能够承担数字医学分析成本的人就只能接受古旧的传统疗法。这种治疗上的分级,会让穷人和富人的健康状况呈两极分化。那些认为穷人就应该比富人更早死亡的极端观点可能会变成现实。

很明显,未来医学具有巨大的社会影响力。谁能够保证这种医学革命不会成为只有少数人的才能够享受的成果呢?富人可以有机会给自己延长120岁的寿命。怎样才能够让医学成为所有人都能从中受益的东西呢？国家应该起到什么作用？制药公司要承担什么样的责任？立法者应该设立什么样的法律来保障所有人的公平就医的权利呢？

医疗水平的快速进步会加剧社会的不平等，针对这个主题，德国进行了激烈的讨论。数字化和技术化让社会两极分化更加严重，这已经带来了社会上一些愤怒和恐惧的情绪。有相当大一部分的保守派不希望社会发展得更快，因为快速发展的社会势必会淘汰大量原有的人群。但是世界变化的脚步永远不会停止，变化的速度只会越来越快。相比于1970年，1990年的生活就已经发生了翻天覆地的变化，那么相比于1990年，我们现在的生活的变化程度更大。技术的进步催生了很多赢家，同时也带来了很多特朗普的支持者（指保守派），被替代的恐惧和社会不公平一直是政界讨论的话题。

所以只有在保证了医疗服务的社会公平的条件下，未来医学才能真正实际展开。但是想要在这种变迁的社会中满足公平所必需的条件是很困难的，尤其是在经过10年的努力依然没有取得成果的情况下，想要在一夜之间改变并不是一件容易的事情。医疗健康系统需要制定一些怎样的规则来适应未来医学？仅仅通过公民医疗保险系统的内部改革真就能够解决这个日益尖锐的冲突吗？这些问题将是德国接下来的时间里最迫切需要进行的讨论的议题。专家、医生、研究员、健康部的政治家和企业都有义务一起合作找到一个解决问题的答案，人们不应该只为技术的进步绞尽脑汁，如何解决社会问题也是人们应该重视的事情。

西方工业世界存在不公平的现象已经有几十年的历史了。那些获得了资本红利的人永远只会把自己的精力集中在少部分人的身上。全球化改变了世界，不过只有在数字化的参与下变革的速度才会更快。自动驾驶的汽车，和全球互联的世界，在 21 世纪，电影《星际迷航》中的场景似乎正在慢慢变成现实，投资向乔布斯这类人靠拢，技术的更新迭代让很多人开始失业，中产阶级在哀嚎。如果进步只为 20％ 的人带来好处会发生什么？这种发展会给民主、社会市场经济和国民经济带来大量的问题。

经济学家一直认为严重的不公平从长远来看是会阻碍发展的，并且人们在感受到定价不公平时会产生抵制情绪。未来医学中对如何提供公平医疗服务的讨论所占的比重也越来越大。国家和企业们已经开始着手对医药定价进行管理。但是制药巨头诺华公司还是不愿意将 Kymiriah 的价格降低，但是这家公司愿意让病人在真正获得疗效的情况下再收费。这种结果导向的收费模式将会根据疗效来对药物的价格定价。

"这是一个非常好的主意,我非常倡导这种效果导向药物定价方案,"德国制药巨头默克公司董事长和欧洲制药协会主席斯特凡·奥斯曼说,"这意味着,除了药物,我还需要对真正有用的治疗方法进行研发。这个时候治疗方法已经被重新定义了。"所以他开始将眼光放在硅谷:"未来我们可能会将配套软件、诊断测试和药物一起打包出售。先付钱再使用药物是不合理的,真正合理的是在药物奏效后再根据效果付款。"

制药公司和生物技术公司都明白,他们不仅可以改变整个医疗系统还能改变他们自己的商业模式,一旦某种治疗方法可以让病人完全康复,病人就不会选择使用那些需要常年服用大量药物的方法。但是一位年近70岁的病人会愿意花费100万欧元进行基因治疗吗?"我们现在就已经对这个问题进行讨论了。英国对于85岁的老年人是否可以移植人造髋关节还在进行激烈的争论,"奥斯曼说,"但是未来的85岁很可能相当于我们现在的55岁。因为人类的寿命和健康状况会随着社会的进步而改善,所以现在的我们应该马上对这些问题进行讨论。"

这些问题势必会引起争议。因为这些都是结构性问题。经济和技术如何站在病人的角度发挥它们的作用呢？现在还不确定，这次医学的革命，造福的是全世界还是只让美国通过硅谷的技术垄断地位更加强化？这个问题需要德国在发展国民经济的时候引起重视，同时企业、病人、每个人都应该重视这个问题，因为能够控制一个产业并且具有巨大影响力的公司或者国家能够成为规则的制定者。

过去的几十年，全世界数字化的浪潮清晰地展示了美国的地位。美国的技术巨头公司垄断了互联网等众多技术产品——搜索引擎、社交网络和智能手机。这些技术巨头公司的加利福尼亚理念决定了我们的消费方式。互联网上对于数据保护的呼声也在这些年变得越来越大，因为美国公司掌握了互联网规则的制定权，这让他们在其他国家拥有很强的竞争力。目前可能存在的风险是，全球为数不多的十几家生物制药公司就能够决定数字化医疗世界里的游戏规则。

鉴于目前我们面临的这场彻底的数字化变革，我们的国家是不是应该把医学研究和生物技术创新看作一项国家任务呢？为了让我们国家在这次创新的浪潮中不落后并且能够参与规则的制定，这项国家战略是不是迫在眉睫？正是因为这些考量，现在我们必须赶快思考德国在这次未来医学创新中应该扮演的角色，所有的德国政治家也应该做出一些应对的计划，德国的企业也应该重新调整自己的发展路线。

通过步行就能到达巴洛克老城区的海德堡市中心，那里坐落着一家名为 Molecular Health 的生物技术旗舰公司。这是一家专门从事精准医学研究的生物技术初创公司，除了精准医学研究之外，这家公司还负责通过软件对肿瘤的 DNA 测序数据进行阐述和解读。

Molecular Health 是德国最重要的生物技术初创公司之一，并且和美国有着诸多的业务联系。这家 2004 年建立的公司募集了 1 亿欧元的风投资金，公司在美国开设了很多分公司并且也研发了一些技术平台。这些平台在收集了病人的分子和临床数据之后，在对全世界范围的生物、医学、制药数据进行比对和分析之后给出诊断和用药建议。

与美国公司有着同样的野心是这家公司能够获得成功的原因之一。"拓宽医学的边界一直是我们公司的驱动力。"Molecular Health 公司的总裁弗里德里希·冯·波伦说。他的这份野心估计是家族遗传，因为他是阿尔弗里德·克虏伯·冯·波伦和德国最著名的实业家哈巴赫的侄子。克虏伯家族用钢铁和武器在传统商业上打下了一片天地，但是波伦并不想接管家族的传统商业，他大学学习了生物化学并且获得了神经生物学的博士学位，几乎是德国生物领域的开创者。20 世纪 90 年代末的生物技术大爆发时期他建立了一家生物技术示范性公司，但是在千禧年生物技术的投机泡沫中，这家公司很快就消亡了，很多人自那以后面对生物技术公司都是持否定态度。

"生物技术的创业途中一定会遇到很多艰难险阻，只是因为一次失败就对这个行业全盘否定是不明智的。所有能够带来高额收益的项目必定也伴随着高风险，加利福尼亚的创业氛围让美国人拥有失败后重新再来的勇气。但是对于小心谨慎厌恶风险的德国投资人来说，一旦项目出现过一次失败就很难再从他们那里募集到资金。"波伦说。

尽管第一次在生物技术上的创新失败，波伦还是会继续前进。因为他有着提供坚实后盾并且了解美国和德国企业家心态之间差异的支持者，这些人知道阻碍生物技术行业对于未来德国社会结构的严重性。5年前波伦和SAP的创始人霍普一起成立一家世界领先的德国软件公司。霍普不仅仅只想对一家生物技术公司进行投资，他想要在德国为所有的创新型医学公司建立一个完整的生态。"让这个国家更健康。"波伦这么说道。他已经为霍普提供了多年的战略咨询，主导了上十亿欧元的德国生物技术公司投资计划。在波伦的帮助下，9亿欧元的投资汇聚到了16家初创公司，虽然其中有7家公司失败了，但是剩下的公司都取得了很大的进步并且成为德国在生物技术这条道路上可以与美国竞争的强大对手。

CureVac就是这些公司中的一家，这是一家研发了世界领先RNA疫苗等诸多疗法的图宾根公司。这家公司的3位创始人一开始并没有足够的启动资金，但是他们的学术成果不仅说服了波伦和霍普，还拉到了比尔·盖茨基金，最终这家公司收到了4亿欧元的投资，整个公司团队有340人。

在德国永远不缺少优秀的人才，唯一缺少的就是机构、资金和愿意冒险的公司。过去几年时间，越来越多著名的投资公司开始为医学研究进行风险投资，但是在国家层面和金融界一直对这件事情持反对态度，这对德国公司在与全世界竞争的路上是一个巨大的阻碍。之所以反对投资是因为很多专家认为现在的进步还不足以带来成效。"我一直尝试向所有人解释，10 年后，15 年后医学领域一定会发生翻天覆地的变化，"波伦说，但是每次当他尝试描述数字化医学改革的时候总是会引起人们的诧异。"不过遇到这种情况也是可以理解的，因为这需要在思维上进行很大的转变。我们才知道人们已经可以在很短的时间内对基因进行分析，所有的这些分析数据对于医生来说都已经很难理解，现在又出现了一种新的可能——可以对 50 000 种蛋白质进行分析就更难被人理解了。"

当研究以极其快的速度发展时，政治和经济更加应该快速的发展，德国的这份谨慎和小心是不是会阻碍到我们的创新和进步？我们会不会正在经历一种故步自封的危险？"具备产量提高的博世机器远远不能让整个国家进步，我们需要有更多的创新目标，"波伦说，"并且，要是我们想要追赶上美国的脚步，我们就更加应该以美国发展理念为导向。"这话从波伦口中说出并不奇怪，因为他有着在美国波士顿多年的生活经历，并且一直抽空去美国的 Molecular Health 分公司考察。

每次当他从美国返回德国的时候总会有这样的感觉："带

着创意和激情回到德国，想要在经济制度上寻求一些改变，或者谈论创新，这简直比登天还难。"波伦并不是想要将美国公司的那一套照搬回国。"但是至少要带来几套样板"，他说，"只有当人们看到全世界在技术竞赛这条路上的全貌后，我们才能发现别人已经在起跑线上准备好出发了，而我们还在系鞋带。"

德国之所以在医学进步这条路上确实花费了很多心思，包含了病人所有的医学数据可以随时便捷地被医生调取，同样，病人的数据网络已经在不同的科室之间打通，病人也能够获得自己的医疗数据，做到心中有数。数字化患者病历确实是全新健康世界的一个有力的工具。没有这些医疗数据整个未来数字化医学是不能够有效运转的。

尽管如此，一些医学项目还是在德国受阻，病人对自己的数据安全看得十分重要，电子病历是否应该存在并且应该以怎样的形式出现在社会上也引起了广泛的讨论。病人十分注重自己的隐私，所以医生不得不手写病历。"这一点很残酷，德国在数字化这条道路上已经落后了太多。这不仅仅体现在病人的病历档案上，还体现在整个未来数字化进程中。"波伦说。

医疗保险公司在对医生进行视屏通话时可以进行录像，这是发生在德国的一次小小轰动。因为之前只有在特殊情况下才可以录像。在未来，病人可以在与医生见面之后进行远程面诊，不过医生们担心的是，对面诊进行录像会在病人对他们的司法起诉上提供不利的证据。不过因为这种原因必须要求病人当面去医生那里就诊已经不符合现代医学的潮流了，因为一些上班族只有大清早和晚间才有时间去医院就诊，并且还要排队等候很长的时间，但是目前的技术完全可以解决这种难题。在线就诊可以帮助病人与医生尽快地建立联系。

为什么德国会在未来医学进程中如此落后？是因为政治家们对这个重大的议题不重视吗？问题已经出现很久了，但是寻求改变的速度一直很慢。不过值得欣慰的是，德国政府的领导们已经开始察觉我们正处于医学改革的开端了。

总理默克尔会定期发布视频讲话，在 2017 年，她和柏林医科大学的首席医生伊格尔·索尔进行了一次有关医学数字化的谈话。

伊格尔·索尔介绍了柏林医科大学正在进行的项目："我们计划研发一副可以让医生观察到病人解剖结构的智能眼镜，

以让远在千里之外的专家们对病人的数据进行分析，同时专家们在智能算法的帮助下对整个医学过程进行操作。"默克尔说："这个想法确实很有新意，但是我们必须要逐渐熟悉并且适应各种新事物的出现。"建立对数字化医学的热情或许不容易，但是至少总理在这方面是表示支持的，她说："我们要赶上之前落后别国的脚步，争取早日将电子健康档案在全德推广。"

在这次对话之前，默克尔在每年的数字化峰会上不由自主地说道："数字化给健康产业带来的机会比风险更多，即使技术的发展会在医学上带来很多伦理问题，德国的企业也要坚持使用新的数据分析方法研发一些创新性产品。德国 100 000 多位医生，20 000 多家药店和 2 000 家医院可以在数字化的帮助下共同研发个性化的精准医疗方式。"不过技术发展的速度如此之快，这是很多政治家们没有预想到的，这次数据化进程很容易让德国想起当时在互联网进程中的那次落后，没有赶上互联网的红利非常可惜。政治家们目前已经感受到了当下发生的事物的重要性，但是他们还是始终没有花精力去制定具体的策略，对未来的图景也没有一个具体的设想。虽然现在已经有了相应的措施和理念，但是实施的过程还是犹犹豫豫的，每次讨论都没有直击要害。

2017 年夏天，德国联邦教育研究部呼吁大家要将医学信息技术创新融入生活的各个角落。日益庞大的 X 线数据和遗传分析数据应该成为"国家基础设施"的一部分，有了这些数据的支持，科学家就能够更好地研发新药和新疗法，促进病人的就医效率，为病人带来效果明显的数字化医学生活。

但是是否所有的德国人都愿意这样呢？个性化精准医疗的基础是大量的个人数据，德国人是否愿意用个人隐私数据交换一个更加完善的医疗世界，交换一个更加健康的生活呢？

问卷调查显示，大部分的德国人愿意为完善医疗条件贡献个人数据。根据 2016 年的一项调查显示，71％的德国人明确表示自己愿意贡献个人的数据用来促进医疗事业，只有 6％的德国人明确表示不愿意泄露自己的数据，同时有三分之一的受访者对健康数据的滥用表示担心。

数据保护不是一个简单的论题，因为收集越来越多的数据不一定能够带来更加完善更加精准的医疗服务，很有可能会导致很多其他的问题。只在研究员们和各大企业保证只将医学数据用于医学用途，收集大量的数据才能带来好处。

　　主观上认为的进步只是数据力量这把双刃剑的一面，数据的力量一旦没有运用好也会带来很多伦理问题。比如说，当生物技术公司可以通过算法模型、基因分析数据预先知道人工授精培育的婴儿的生物特性时，情况就会变得比较不可控。目前已经有生物技术创新公司可以提前对实验室人工授精的婴儿是否会患有糖尿病进行预判了，父母们因此可以决定到底哪个胎儿可以生育，以后可能父母就不是简单地只选择那些健康的胎儿，他们很有可能会更加偏爱那些智商高的胚胎，这到底属于进化还是基因优胜劣汰呢？

　　这些问题必须得到重视，相应的法律也应该及时制定。一份明确定义并且受法律保护的数据伦理学的存在十分重要，它需要明确规定健康数据是病人个人财产的一部分。

　　面对健康这个十分尴尬而又私人的领域，确实应该保持怀疑和谨慎，历史上很多次进步和发展都会存在有少量人成功大量人失败的风险，这次医学的变革也不例外。但是德国这种对于未来的悲观主义是对于现代社会和经济的发展来说十分危险的。只有乐观和决心才能推动社会的进步。

图书在版编目（CIP）数据

硅谷与未来医学 ：战胜疾病、延长寿命 /（德）托马斯·舒赫兹著 ；苏承承译. — 长沙 ：湖南科学技术出版社，2022.4
ISBN 978-7-5710-1281-6

Ⅰ. ①硅… Ⅱ. ①托… ②苏… Ⅲ. ①医学－发展－研究 Ⅳ. ①R-1

中国版本图书馆 CIP 数据核字(2021)第 221537 号

ZUKUNFTSMEDIZIN: Wie das Silicon Valley Krankheiten besiegen und unser Leben verlängern will by Thomas Schulz Copyright ©2018 by Deutsche Verlags-Anstalt, a division of Penguin Random House Verlagsgruppe GmbH, München, Germany and SPIEGEL-Verlag, Hamburg, Germany
GUIGU YU WEILAI YIXUE——ZHANSHENG JIBING、YANCHANG SHOUMING
硅谷与未来医学——战胜疾病、延长寿命

著　者：[德] 托马斯·舒赫兹
译　者：苏承承
出 版 人：潘晓山
策划编辑：邹海心　刘　英　李　媛
文字编辑：唐艳辉
出版发行：湖南科学技术出版社
社　　址：长沙市芙蓉中路一段 416 号泊富国际金融中心
网　　址：http://www.hnstp.com
湖南科学技术出版社天猫旗舰店网址：
　　　　　http://hnkjcbs.tmall.com
邮购联系：0731-84375808
印　　刷：湖南省汇昌印务有限公司
　　　　（印装质量问题请直接与本厂联系）
厂　　址：长沙市望城区丁字湾街道兴城社区
邮　　编：410299
版　　次：2022 年 4 月第 1 版
印　　次：2022 年 4 月第 1 次印刷
开　　本：880mm×1230mm　1/32
印　　张：9
字　　数：160 千字
书　　号：ISBN 978-7-5710-1281-6
定　　价：68.00 元